健身气功社会体育指导员培训教材

国家体育总局健身气功管理中心 编

人民体育出版社

图书在版编目(CIP)数据

健身气功社会体育指导员培训教材/国家体育总局健身气功
管理中心编
. –北京:人民体育出版社,2007(2019.8.重印)
ISBN 978-7-5009-3270-3

Ⅰ.健… Ⅱ.国… Ⅲ.气功–健身运动技术培训–教材
Ⅳ.R214

中国版本图书馆 CIP 数据核字(2007)第 134881 号

*
人民体育出版社出版发行
三河紫恒印装有限公司印刷
新 华 书 店 经 销
*
710×1000 16 开本 20.25 印张 334 千字
2007 年 10 月第 1 版 2019 年 8 月第 11 次印刷
印数:42,501—45,500 册
*
ISBN 978-7-5009-3270-3
定价:66.00 元

社址:北京市东城区体育馆路 8 号 (天坛公园东门)
电话:·67151482 (发行部) 邮编:100061
传真:67151483 邮购:67118491
网址:www.sportspublish.cn
(购买本社图书,如遇有缺损页可与邮购部联系)

编审委员会

编 写 说 明

　　本教材是依据国家体育总局体群字〔2007〕18 号文件印发的《健身气功项目社会体育指导员技术等级培训大纲》，由国家体育总局健身气功管理中心组织编写的培训健身气功项目社会体育指导员的唯一专业教材。

　　本教材是在充分吸纳《健身气功培训教程（试用）》和体育院校相关教材内容及运用大量文献资料的基础上完成的。在编写过程中，我们作了以下几个方面的努力。一是注重把握教材的针对性，紧紧围绕以培训健身气功项目各级社会体育指导员为主体而设置教材框架和内容；二是注重把握教材的科学性，充分体现先进的健身气功理论成果，努力剔除不科学的观点，力争不引用尚有争议的资料，尽量做到概念阐述准确，论据充分可靠；三是注重教材的实用性，充分考虑教学的受众面，力求深入浅出、通俗易懂，既可作为培训健身气功的教材，亦可作为练功群众的科普读物。

　　本教材分为上、下两篇。上篇为健身气功基本理论，下篇为国家体育总局组织编创的四种健身气功。为便于学习和考核，基本理论部分每章编写了内容提要和思考题。全书由冀运希、崔永胜、周荔裳、虞定海统稿。

　　本教材在编写过程中，参考引用了大量的文献资料和研究成果，在此表示衷心的感谢。

本教材在编写过程中广泛听取了有关专家学者的意见，虽然几经修改，但囿于对健身气功还缺乏系统深入的研究，故有些章节难免存在浅尝辄止之嫌。有鉴于此，希望授课老师在培训教学中作进一步的充实和完善，也敬请专家学者给予批评指正。

国家体育总局健身气功管理中心
2007 年 8 月 1 日

目　录

上　篇

下　篇

上 篇

第一章　健身气功概述

内容提要：健身气功作为民族传统体育项目，具有鲜明的时代特征和广泛的群众基础，在全民健身活动中发挥着不可替代的作用。本章诠释了健身气功的概念及其涵义，并对健身气功的健身特点和时代价值进行了阐述。

第一节　健身气功概念

气功是中华民族的瑰宝，具有悠久的历史和深厚的文化底蕴。它作为一种独特的身心锻炼方法，在中国养生学中占据着十分重要的地位。气功是"吐纳""导引""按跷""行气"等传统健身方法的代名词。气功一词最初见于晋代许逊所著的《灵剑子》，在宋代的《云笈七签》里已成为一个术语，直到 20 世纪 50 年代《气功疗法实践》和《内养功疗法》问世后，才被人们广泛使用。但究竟什么叫气功，不了解气功或初学气功的人感到神秘，而研究气功的人往往从不同的视角出发，各有所见，莫衷一是。有人认为气功的"气"就是呼吸之气，将气功译成 Breathing Exercise，即呼吸操；有人把气功看做是一种特别适用于老弱病人的医疗保健方法；有人把气功和刀枪不入、断金裂石等超乎常人的功能联系在一起；也有人把气功等同于佛教徒的禅定和道教人士的修真，等等。如果从健身养生的视角出发，普遍比较认同的气功内涵是：气功是基于中华传统文化的人体生命整体观，通过调心、调息、调身的锻炼，改善自身的健康状况，开发人体潜能，使心身臻于高度和谐的技能。

20 世纪 80 年代，"气功"在社会上一度风行，群众性气功锻炼活动空前活跃，但一些不良现象也在滋生蔓延。为使社会气功纳入科学化、规范化、法制化管理的轨道，保证气功活动健康有序地发展，中共中央宣传部、国家体委和卫生部等七部委于 1996 年 8 月联合下发了《关于加强社会气功管理的通知》，第一次提出了什么是社会气功，什么是健身气功，什么是气功医疗。《通知》明确规定："社会气功是指社会上众多人员参与的健身气功和气功医疗活动"；"群众通过参加锻炼，从而强身健体、养生康复的，属健身气功"；"对他人传授或运用气功疗法直接治疗疾病，构成医疗行为的，属气功医疗"。

2000 年 7 月，卫生部颁布的《医疗气功管理暂行规定》将"气功医疗"改为"医疗气功"，并作了进一步界定："运用气功方法治疗疾病构成医疗行为的属医疗气功。"

2000 年 9 月，国家体育总局颁布的《健身气功管理暂行办法》，对健身气功概念作了进一步的界定，指出"健身气功是以自身形体活动、呼吸吐纳、心理调节相结合为主要运动形式的民族传统体育项目，是中华悠久文化的组成部分"。2006 年 11 月，国家体育总局颁布的《健身气功管理办法》，继续沿用了这一概念。

体育是以身体练习为基本手段，以增强体质、促进人的全面发展、丰富社会文化生活和促进精神文明为目的的一种有意识、有组织的社会活动。体育是通过身体运动的方式进行的，它要求人体直接参与活动，这是体育最本质的特点之一，这一特点决定了体育具有健身功能。健身气功同样以自我身体锻炼为基本手段，同样要求直接参与活动，同样具有健身功能。健身气功锻炼的强身健体功能，不仅包含着形体的健康，还包含着心理健康；健身气功锻炼的养生康复功能，不仅能够"治未病"，还能够祛病健身、延年益寿。因此，将健身气功划归体育项目，充分体现了自我锻炼的健身特征。由此出发，健身气功有别于"对他人传授或运用气功疗法直接治疗疾病而构成医疗行为"的医疗气功。

历史上对气功也有多种分类，如按历史源流分为道家气功、儒家气功、释家气功、医家气功、武术气功；按练功的状态分为动功、静功；按功法姿势分为站功、坐功、卧功、行功。历史上对气功的分类情形十分复杂，实际上同一类气功也有很多流派，同一流派又有很多支派。在新的历史时期，将社会气功分为健身气功和医疗气功，不仅适应了对社会气功管理的需要，而且也符合气功发展的客观规律。气功历经数千年发展到今天，不仅有着广泛的群众基础，而且成为全民健身的一种重要锻炼方法。将以自我锻炼为主要形式，以强身健体、养生康复为目的的气功划为健身气功，将由医者向患者实施以治疗疾病为目的的气功划为医疗气功，更有利于气功学科领域的建设，更有利于气功事业的发展。

第二节　健身气功的健身特点

健身气功是以自身形体活动、呼吸吐纳、心理调节相结合为主要运动形式的民族传统体育项目。它与其他体育锻炼相比，有其鲜明的健身特点。

一、注重整体锻炼

人的生命是精神与肉体的统一，人与一般动物的根本区别在于具有特有的精神活动——意识活动。《淮南子·道原训》说："夫形者，生之舍也；气者，生之充也；神者，生之制也。"如果从形、气、神三位一体的人体生命整体观出发，健身气功调身、调息、调心的综合锻炼，正是区别于其他肢体运动锻炼的关键所在。显现肢体外部运动的体育锻炼，并不注重意和气的运用。而健身气功锻炼的特性就在于其主动地、内向性地运用意识，通过调整人体内在潜力，从而改善和增进人的整体功能，达到强身健体的目的。

二、运动风格绵缓

柔和绵缓是健身气功运动的一个显著特征。它不仅表现在肢体外形和动作演练上不拘不僵、轻松自如、舒展大方、轻飘徐缓，而且在呼吸调控上也应做到深、细、匀、长，就是在意念的运用上也要求精神放松、意识平静、用意要轻、似有似无。这种动作圆活、心意慢运的行功节奏，体现了低强度、长时间阈值下的运动特点，可避免大强度运动后给人体生理带来的各种负效应，有利于在节能的情况下均匀地提高机体的各种生理功能。正如古人所言："体欲常劳，劳无过极。"由于健身气功锻炼柔缓绵长，沉着稳定，单位时间的负荷不大，所以尤其适合于中老年人及慢性病患者习练。

三、养生作用明显

养生，又称摄生，就是"治未病"。人的身体素质如何，疾病的发生与否，主要取决于人体机能的状况。从一定意义上讲，健身气功就是改善人体机能的运动，譬如，人的情绪波动属于心理反应，一般情况下并不足以致病，但超过心理活动调节的范围，就会引起体内阴阳、气血、脏腑的功能失调而发生疾病。健身气功锻炼时，强调放松机体、平衡呼吸、安静大脑，它可直接作用于中枢神经及植物神经系统，缓冲不良情绪对大脑的刺激，降低大脑的应急性反应，从而维持人体内环境的相对稳定，即可达到抵御外邪、祛病强身的目的。正如《素问·上古天真论》所言："恬淡虚无，真气从之，精神内守，病安从来。"

第三节　健身气功的时代价值

健身气功这一概念的提出，既是对传统气功的继承，又适应了时代发展的要求。它不仅反映了传统气功在中华文化中的重要地位和作用，也指明了传统气功的发展方向，具有重要的历史意义和现实意义。

一、健身气功的社会价值

构建社会主义和谐社会是一项系统工程，需要社会方方面面的共同努力。健身气功锻炼追求身心的和谐，注重从人自身的和谐进入到人与社会的和谐、人与自然的和谐，从某种意义上讲，健身气功是一门关于"和谐"的学问。健身气功"天人合一"的理论基础，以及三调合一的练功方法，就充分体现了深刻的"和谐"思想内涵。实践表明，人们在进行健身气功锻炼的同时，还渗透着道德涵养的修炼和提升。因此，无论是从增强人民体质而言，还是从建设社会主义精神文明而言，推广普及健身气功是一项功在当代、利在千秋的事业，同样是在为构建和谐社会作贡献。

以人为本是构建社会主义和谐社会的重要标志。不断满足广大人民群众日益增长的物质文化需求，正确反映和兼顾多方面群众的利益，是一个以人为本社会的具体体现。健身气功是一项深受人们欢迎和喜爱的体育运动。按照"讲科学、倡主流、抓管理、促和谐"的原则，积极稳妥地开展健身气功活动，努力满足不同人群多元化的健身需求，这无疑是以人为本理念在体育工作中的具体化。

安定有序是构建社会主义和谐社会的必要条件。一个安定有序的社会，必然是一个不同利益群体各尽所能、各得其所而又和谐相处的社会。经验和教训告诉我们，健身气功具有双重效应，搞得好对增强人民体质、推动社会发展进步有积极的促进作用；如果搞得不好，不仅会危害人民群众的身心健康，而且会影响社会的和谐稳定。因此，健身气功工作在新的历史条件下，既担负着增强人民体质的光荣使命，也担负着正面引导、化解矛盾、占领阵地和维护稳定的社会责任。

二、健身气功的文化价值

健身气功是中国传统文化的产物，是中国传统文化沉积的反映。因此，健身气功在理论上受传统文化的思想指导，在行为方式上受传统文化的制约。健身气功植根于中国的文化土壤，犹如一棵枝叶茂盛的大树，其根须伸展到四面八方，吸收着各方面的养分，其文化理论渊源是多元的，它既吸收了中国传统哲学思想和文化理念，又蕴含了医学、美学等传统科学的内核。

健身气功是具有中国风格的技艺。中华气功从古至今的发展，在内部结构和外部形态上既有"形"与"神"的交融，也渗透着民族的风格、习惯、心理、感情等因素。可以说，中国人独特的思维方式、行为规范、审美观念、心态模式、价值取向和人生观等在健身气功中都有不同的反映。譬如其"德"与"艺"的统一、淡漠的竞争意识、注重个人技艺的纯熟、富于观赏而追求高尚的精神气质等，与西方文明所突出的壮烈、惊险，富于强烈刺激性的审美观形成鲜明的对照。健身气功交织着阴阳二气组合的生命律动，外取神态，内表心灵，着重在姿态的意境里显示人格，堪称传统体育文化的代表。

综上所述，习练健身气功既是为了强身健体，也是为了领悟和弘扬传统文化，还可以使人懂得"做人的真谛"而"完善人生的价值"。也由此可见，深刻认识健身气功文化的现实价值，深入挖掘健身气功文化中的积极成分，汲取健身气功文化合理的思想内核，使之与现代科学相适应，与当今文明相协调，同样是建设先进文化不可或缺的内容。

三、健身气功的体育价值

随着物质生活水平的不断提高，闲暇时间的增多，人们的体育健身意识不断增强，参与体育活动的人数也逐步增多。体育不仅成为了身体锻炼的重要方式，而且成为了社会时尚的代名词。"少吃药，多流汗""花钱买健康"已为人们所共识，并有越来越多的人参加到体育锻炼中来。由于健身气功不仅健身作用明显，而且内容丰富，形式多样，不同的功法有着不同的动作结构、风格特点和运动量，并且不受年龄、性别、体质、时间、季节、场地、器械等限制，人们可以根据自己的需要和条件，选择合适的功法进行锻炼。因此，作为民族传统体育项目的健身气功，在满足人民群众多元化的健身需求，推动全民健身活动蓬勃发展中发挥着重要作用。

我国是世界上老年人口最多的国家之一，占世界老年人口的1/5，并以每年3.2%的速度增长，现在60岁以上的老年人已达到1.3亿人之多。相对而言，老年人属于社会的弱势群体，大多数老年人不仅经济收入比较低，而且由于年龄的增高，健康状况也不容乐观，因此，如何有效地增进老年人的身心健康、减轻他们的生活负担，是一项十分重要而急需解决的现实课题。调查显示，经常习练健身气功的人群，医疗费用支出明显低于不经常习练的人群。而在经常习练的人群中，由于健身气功具有动作徐缓、强度不大、好学易练、场地简单、健身作用明显等特点，非常适合老年人的身心特征，从而使老年群众成为了健身气功锻炼的主力军。这些年推广普及四种健身气功的实践进一步证明，引导人民群众开展健康文明的健身气功活动，不仅促进了全民健身活动的发展，而且有效增强了习练者的体质，也丰富了群众的业余文化生活，充分显示出健身气功的体育价值。

思考题

1. 什么是气功？什么是健身气功？

2. 简述健身气功的健身特点。

3. 从社会、文化、体育等角度分析健身气功的时代价值。

第二章　健身气功的历史渊源

内容提要：研究任何一门学科，首先要了解它的历史。健身气功是社会气功的组成部分，因此学习和研究健身气功，很有必要对气功的历史有一个基本的了解。本章简要介绍了气功在各个历史时期的发展概况和重要贡献。

第一节　气功的起源

中国气功的起源时间，至今未见直接文献资料记载，但一些间接的文献文物资料佐证气功的萌芽可追溯到上古时代。

气功同其他学科一样，萌发于人类最基本的生产及生活实践。据《吕氏春秋》等古籍记载，早在尧帝时代，洪水连年泛滥，人们长期生活在潮湿阴冷的环境里，许多人患关节凝滞、肢体肿胀等疾病，于是人们"故作舞以宣导之"，以"舞"的运动来使气血流通，舒展筋骨肢体，以通利关节，达到治病养生的目的。这种具有"宣导"作用的"舞"，正是中华气功导引的萌芽。

1975 年，在青海出土的马家窑文化时期彩陶罐上有一彩绘浮塑人像，二目微闭，口形近圆微向前翻，腹部隆起，双手张开放在腹部两旁，双膝微屈，双脚分开略比肩宽（图 2-1）。经考证，该文物有 5000 多年的

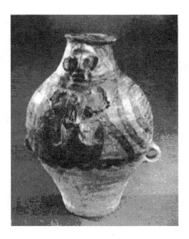

图 2-1　彩陶罐

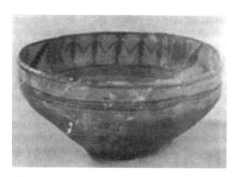

图 2-2　青海彩纹陶盆

历史，人像正是古人服气吐纳的一种姿势。彩陶罐浮塑人像为男女合成一体，体现了气功阴阳合一的原始思维。在青海发掘的新石器时代彩纹陶盆文物，上面绘有 3 组 15 人的舞蹈情景（图 2-2），也为古代气功某些动作的起源和它的悠久历史提供了佐证。

远观近择、取象比类是古人最基本、最直接认识自然界万事万物的方法，也是天人合一、动静相对、阴阳消长、五行生克等理论的原始来源。通过对自然界日月星辰的运动，天地风云的变化，鸟兽鱼虫飞行和奔竞姿态的不断观察和总结，仿效万物，象形取义，经过反复验证，逐渐摸索总结出内容丰富、形式多样的健身功法。

第二节　先秦时期的气功

气功经历了漫长的原始萌芽时期，随着社会生产力的提高和文化的发展，在春秋战国时代已由方术进入了学术的殿堂，诸子百家中都有气功学说的反映。

道家代表老子所著的《道德经》是一部经典的哲学著作，也为气功理论奠定了基础。《道德经》中的有关学说不仅成了气功"天人相应"整体观的理论源泉，也提出了诸多气功修身养生的思想和方法。后世练功的"守一法"就出自《道德经》，"守"是指意守，"一"是指意念集中为一。

儒家的气功学说一方面重视个人的精神和品行道德的"修身"，另一方面也重视身体的修养。例如在《庄子》一书中，以孔子和颜回对话的形式具体描述了"心斋"与"坐忘"。坐忘即为早期的静坐，故郭沫若在《静坐的功夫》中指出："静坐这项功夫，……当溯源于颜回……颜回坐忘之说，这怕是我国静坐的起始。"《孟子》中对修身之道阐述的更加明确，认为"一曰养心，二曰养气"。

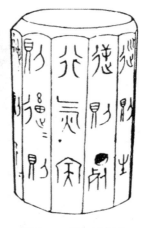

图 2-3 行气玉佩铭

动静结合的观点首见于《吕氏春秋》。该书不仅指出了"静"和"动"的重要性，而且认为最好的方法"宜动者静，宜静者动"，这一思想对后世气功发展产生了重大影响。

战国至汉初成书的第一部中医经典《黄帝内经》，奠定了古老气功的医学基础，是古代气功学的丰碑。其中《素问·上古天真论》指出"虚邪贼风，避之有时，恬淡虚无，真气从之，精神内守，病安从来"，这可谓是气功锻炼的基本指导思想和原理。后世练功的"入静""气贯丹田""舌抵上腭""叩齿吞津""玉液还丹"等具体方法，在《黄帝内经》中也均有介绍。

据专家考证，《行气玉佩铭》（图 2-3）是公元前 5 世纪末至公元前 4 世纪初的一件珍贵气功历史文物，也是迄今为止最早描述气功锻炼的实物。在这一中空未透顶的 12 面体玉制饰物上，刻有 45 个描述气功的铭文，由此可见战国时代气功功法已经达到相当高的水平。

第三节 两汉时期的气功

气功到汉代有了进一步发展，表现在功法上更加具体，表现在理论上更加丰富。

1973 年在长沙马王堆三号汉墓中发现了一幅珍贵的帛画《导引图》（图 2-4），图中绘有 44 个各种不同人物的运动姿态，有伸屈、体侧、腹背、转体等

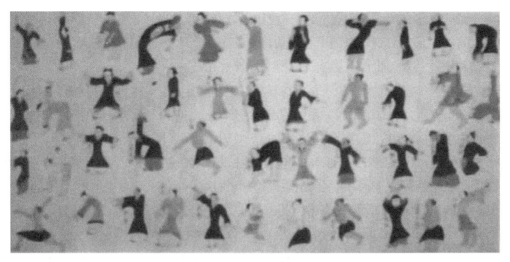

图 2-4　马王堆导引图

动作，既有立势又有坐势，既有徒手动作又有使用器物的动作，许多动作是模仿动物形态而来，也有配合动作的呼吸吐纳，部分导引式式的图旁还标有所治病症，充分反映了当时气功发展的水平。

　　华佗不仅在祖国医学上取得了很大的成就，而且在气功学上也有很深的造诣。东汉末年，华佗的导引方法在继承前人的基础上编创了虎、鹿、熊、猿、鸟五禽戏，将单一的导引术式编排为完整的导引套路。

　　东汉是中国道教产生的时期，也是佛教东渐初期。道教在这一时期所著的《太平经》等反映了不少气功内容。佛教的传入，使佛家一些修持方法和我国古代气功的修身养性结合，从而丰富了我国古代文化中的生命之学，并从理论与实践两方面推动了气功的发展。

第四节　魏晋南北朝时期的气功

　　魏晋南北朝时期，尽管战事频繁，社会动荡，经济发展受阻，但由于导引养生在士大夫中流行，气功的发展并没有停滞不前。

晋初魏华存所著的《黄庭经》，应用道教养生理论及医家经穴脏腑功能理论，以七言韵文形式对魏晋以前道教气功修炼的人体生理依据和炼养要诀作了全面的总结和阐述，对后世广有影响，被尊为经典著作。

东晋医学家、道教理论家葛洪在气功养生理论方面也很有建树，所著的《抱朴子》一书，研究和总结了较为系统的道教养生理论，提出气功方法大体分为内修和外养两个方面：内修是指修心养性（即精神方面的修炼），外养即炼养身体，具体方法可分为行气、导引、按摩等，这些理论和方法为气功的发展发挥了重要作用。

陶弘景是南朝齐梁间著名的道教理论家兼医家，他的气功养生思想集中反映在其所著的《养性延命录》一书中，其中《服气疗病篇》不但介绍了各种调息方法，还根据不同疾病提出了六种吐气方法，即"吹、呼、唏、呵、嘘、呬"，后人称之为六字诀。有关五禽戏具体演练方法的文字资料，也始见于该书《导引按摩篇》。

第五节　隋唐时期的气功

隋唐时期是我国气功学术的繁荣时期，其突出的特点是气功在医疗上被广泛应用，气功疗法成为中医学不可分割的一部分，这在我国气功发展史上留下了重要的一笔。

隋唐时期，包括导引在内的按摩疗法颇受重视，在太医署内设有按摩专科。太医署所设按摩科是我国气功史上最早的临床、教学机构。由于导引一科在隋唐官方医学中占有突出地位，所以它不仅对当时气功医学的发展起了巨大的推动作用，而且使一大批气功人才和气功专著也应运而生。

隋朝太医博士巢元方主持编写的《诸病源候论》，是我国第一部病因证候学专著，同时又是我国第一部气功医学著作。该书在诸证之末并未收载方药，而是多附有具体的导引治疗方法。在补养宣导之法中，有关气功就有二百六十余种，其中有些内容至今仍有参考价值。

被后世誉为"药王"的唐代医学家孙思邈，是本时期气功医学的重要奠基者。《备急千金要方》和《千金翼方》两部医学著作就出自孙思邈之手。《备急千金要方》所论述的内容涉及临床各科，其中《养性》卷中的"调气法"

"按摩法"两节，分别论述了静功和动功。此外，他还亲身实践气功养生，从而寿至一百多岁。

隋唐时期，随着道教、佛教高度发展，道教、佛教对气功的研究也很有成就。司马承祯是当时道教气功的巨匠，对存想派、导引派气功的发展作出了突出贡献。佛教天台宗创始人智颢所著的《童蒙止观》对气功理论的发展影响很大，现在公认的练功三要素——调心、调息、调身的主要内容，正是来源于该书的调五和——调饮食、调睡眠、调息、调身、调心。这一时期随着医药和宗教文化的传播，也形成了广泛的中外气功交流。一方面西域的禅法源源不断地传入中土；另一方面，中国的医、道、释等气功文化又东传至朝鲜、日本。

第六节　两宋金元时期的气功

宋元时期，道、儒、释、医对气功学说的发展都有一定的贡献。这一时期，无论是气功理论的研究整理，还是气功功法的具体实践，都有长足的发展。

入宋以来，印刷术和造纸术相当发达，加之当时官方十分重视医书的编写整理，从而大量的医学专著和气功专著面世，使一大批气功资料得以保存。成书于公元1117年的《圣济总录》，其中关于气功的内容就有3卷，汇集了北宋以前的导引服气之法。《云笈七签》是宋真宗天禧年间张君房编辑的一部道教类书，其中有大量的导引行气等养生资料。《道枢》是继《云笈七签》之后的又一部综合性道教类书，辑录了很多重要的气功养生资料。

中医学在这个时期也是流派兴起，同时中医研究运用气功的学术空气活跃，理论上有突破，临床上有成果。突出的代表有金元四大医家。寒凉派代表刘完素对六字诀的应用有深刻体会；攻下派代表张从正认为"导引、按摩，凡解表者，皆汗法也"，所选功法以五禽戏为主；补土派代表李杲主张在服药的同时，应配合静坐以养气；滋阴派代表朱震享认为"气滞痿厥寒热者，治以导引"。金元四大医家的学术观点虽各有特色，但一致认为气功有临床应用价值。

两宋金元时期，内丹术在隋唐五代兴起的基础上，形成流派，开始融合于医学气功之中。但是，历史上的内丹术都有不切实际之处，在阅研有关著作时，应

"取其精华，去其糟粕"。

宋以来，一些文人学士对气功养生素有研究，特别是以静为主的导引行气得到了士大夫阶层文人学者的欢迎。宋代哲学家和教育家朱熹十分推崇静功炼养，认为"学者半日静坐，半日读书，如此三年，无不进者"，并亲身习练体会。宋代一些文人，如欧阳修、苏轼、陆游等也都有练功的论述和体会。苏轼从大量的导引养生术式中，总结了一整套简便易行的导引养生功法，并著有《养生诀论》和《胎息法》等。另外，一些功法在宋代民间广泛流行，如八段锦歌诀易记，动作简单，运动量不大，疗效较好，深受群众喜爱。

第七节　明清时期的气功

明清时期，气功的发展达到了一个新的高潮。其特点是气功更广泛地为医家所掌握应用，大量养生著作编集出版，气功养生方法纷纷总结推出，武术气功也有了新的发展。

明清时期医家对气功的理论和临床应用有不少精辟的见解。杰出的医药学家李时珍不仅倡导气功锻炼，而且结合自己的练功体会，研究论述了气功与经络的关系等问题，其内容可见于《奇经八脉考》，也散见于《本草纲目》中。另一代表人物李梴所著的《医学入门》将气功功法分为动功、静功两大类，强调练功要动静结合，提出临床辨证施功的思想。

这一时期也出现了大量以气功功法为主要内容的专著。明初冷谦的《修龄要旨》收集了延年六字诀、长生一十六字诀、十六段锦、八段锦、导引却病歌诀等多种功法。公元1506年成书的《保生心鉴》一书，主要内容有二十四节气导引图，为每一节气介绍了相应的锻炼功法。特别是这一时期整理的《赤凤髓》，刊印了"华山睡功十二图""古仙导引图"等，书中图文并茂，形象直观，很有历史价值。

武术与气功的结合在明清时期也有很大的发展，易筋经和太极拳的出现标志着武术技击与内功修炼的结合已进入成熟阶段。从前气功导引术主要用于治病保健，并不强调内壮外勇，而易筋经以"气盈力健，骨劲膜坚"为目的，注意了强身壮力的因素，从而成为武术习练的基本功法。

第八节　近现代的气功

1840年鸦片战争至1949年中华人民共和国成立之前，中国处于帝国主义、封建主义和官僚资本主义的统治之下，整个民族的经济文化备受摧残，气功的发展基本上处于停滞状态，但也有一些成果。这一时期的医家兼官吏潘霨于1858年编成气功专著《卫生要术》，书中认为对疾病要"防"重于"治"，而预防的方法即气功锻炼。《卫生要术》又经王祖源在1881年重摹，改称《内功图说》。此书重视动功锻炼，介绍了一些具体功法，并配有插图。以外治见长的吴尚先、中西医汇通派张锡纯等在这一时期的气功研究方面也有一定的贡献。从民国初年开始，知识分子阶层中较为流行静坐法，上海蒋维乔的《因是子静坐法》是当时静坐法的代表作。这一时期中国的气功也开始在欧洲传播。

新中国的建立，使古老的气功同传统的祖国医学一样获得了新生。解放后不到10年的时间，在全国范围内就相继建立起数十个气功医疗单位，气功医学得到了空前的发展，科学实验也破天荒地出现在了中国气功史上。1956年3月刘贵珍在北戴河创建了气功疗养院，1957年7月1日上海也成立了气功疗养所。1957年刘贵珍所著的《气功疗法实践》出版，1959年唐山市气功疗养院组织撰写的《内养功疗法》问世，这两本专著对推广普及气功起到了很大的作用。十年动乱之前，以北方的内养功、南方的放松功为代表，一批气功功法被发掘整理并得到推广，气功疗法也得到了相当的普及。十年动乱同样给气功带来了灭顶之灾。党的十一届三中全会以后，气功事业迅速得到恢复和发展，特别是20世纪八九十年代群众性气功锻炼空前活跃，但气功也遭到了"法轮功"邪教和有害气功组织的严重破坏。为此，党和政府在对气功进行清理整顿的同时，明确提出"取其精华、去其糟粕、加强管理"的要求，从而使气功事业步入规范化、科学化、法制化的管理轨道。

中国历代气功门派众多，包含的理念世俗与高雅相依，加上中国传统思维模式中重体验、轻逻辑分析等特性，因此在气功的演变和传承中难免掺杂着一些不科学甚至是伪科学的成分。清除历史的尘积，泯灭门户帮派之见，以科学的态度正确认识气功，致力于气功由"术"而"学"的升华，使之焕发时代的光彩，为振兴中华和造福人类服务，是当代健身气功爱好者的共同使命。我们对待气功应取的正确态度是："气功是中国几千年传统文化的组成部分，其中有一些有益于人体健康的合理成分，也有宣扬愚昧迷信的糟粕部分，我们对气功不能一概否定，否则就不是唯物主义者。关键是如何取其精华，去其糟粕，加强管理，既使其为人民的身体健康发挥积极作用，又不被别有用心的人用来危害社会政治稳定。"

思考题

1. 哪些文献资料可佐证气功起源的时间？
2. 简述道家、儒家、释家和医家在气功发展中的作用。
3. 对待气功应取的正确态度是什么？

第三章　健身气功的练功要素

内容提要：调身、调息、调心是健身气功锻炼的三个基本要素。本章介绍了调身、调息和调心的作用、方法和要求，并阐述了练功者如何涵养道德等内容。

第一节　调　身

调身是初学气功者入门的阶梯，是健身气功的重要内容。所谓调身，是指练功者对基本身形和肢体运动的调控，使之符合练功量度的要求，又称为身形合度。调身主要是通过筋、膜、骨、肉之间合理的相对运动来实现的。

一、调身的作用

健身气功不是短时间内身体的激烈运动，而是以特定的动作，循序渐进地调整人体的生理功能。通过习练健身气功功法，带动四肢乃至全身关节骨骼，进而牵动内脏各器官运动，逐渐提高全身肢体关节、韧带、骨骼的灵活性和协调性，从而起到柔筋健骨、疏通经络、调畅气血的作用。调身是通过形体运动与神、意、气活动的适当配合使之彼此促进，正确引动形体可以起到入静养神的作用。古人云："形不正则气不顺，气不顺则意不宁，意不宁则神散乱。"由此可见，调身是调息和调心的基础。

二、调身的方法

人的姿态虽然千变万化，但不外乎行、立、坐、卧四个基本姿势，古人称为

"四威仪"。所谓"立如松，坐如钟，卧如弓，行如风"，以及屈伸俯仰、升降开合、转摇跑跳，这些都是历史上调身的具体方法。这里结合推广的健身气功功法，重点介绍以下几种方法。

（一）自然势

两脚平行站立，与肩同宽，头正颈直，百会虚领，下颌微收，舌尖平放，唇齿相合，沉肩坠肘，腋下虚掩，含胸拔背，腰腹放松，两膝微屈，两手自然垂于体侧，目平视前方。

（二）抱球势

在自然势的状态下，两臂先内旋摆至体侧，再变外旋，两掌向前环抱于胸前与乳部同高，指尖相对间距约 10 厘米，同时松腰沉裆，屈膝收髋敛臀，上体保持中正，目平视前方。此势也可两掌抱于腹前与脐同高。

（三）扶按势

在自然势的状态下，松腕舒指，两臂内旋前伸，与肩同宽，高与胸平，随之屈肘两掌下按腹前或髋旁，其余要求同抱球势。

（四）叠掌势

在自然势的状态下，两臂先内旋再外旋经体侧两掌向前环抱，随之回收两掌叠于腹前，掌心对准肚脐或脐下。

三、调身的要求

调身如何引动形体，因功法、姿势、动作的不同而异，其基本要求为：

（一）引动形体要运用意识。运用意识来引动形体，主要是先使意与形相合，要求姿势正确，在正确姿势的导引下，促使气血流转，从而达到周身气血畅通。

（二）形体放松，动作柔软。形体放松，但要松而不懈；动作柔软，但要柔而不软。动作要用意不用力，即不用拙力，这样才能通体柔和，气血畅达。

（三）动势圆活。每一个姿势，周身上下均要避免出现死角，处处要有圆撑之意。动起来要圆而灵活，不以刚直为用，而有螺旋或抽丝（又称缠丝）之意。

（四）动作连绵不断。动作要快慢适度，快而不停，慢而不断，达到形断气不断，气断意不断的状态。

（五）腰为主宰。有两层含义：一是腰部放松是全身放松的关键；二是做动作时应以腰主导一身的活动，即古人所云"力发于足，主宰于腰，形于四肢"。

（六）分清虚实。这是练功保持周身中正的关键。人体的重心，随着姿势的转换而改变，必须从每招每势中认真体会并掌握虚实的变化规律，才能保持身体的平衡。

（七）上下相随。练功必须注意周身一体，练健身气功虽然不像武术要求的手、眼、身法、步那么严格，但要保持动作的整体性，也应注意上下相随，手足一致，达到手与足合、肘与膝合、肩与胯合的要求。

（八）配合呼吸。练功要注重呼吸的配合，健身气功动作外开、上升一般为吸，内合、下降一般为呼。呼吸的配合要以自然为原则，以动作熟练为前提。

第二节　调　息

调息是习练健身气功的重要环节和方法。古人说"一呼一吸谓之息"。所谓息，不仅是指呼和吸的过程，而且还指一呼一吸之间的停顿。调息就是指主动地、自觉地调整和控制呼吸的次数、深度等，并使之符合练功的要求和目的。

一、调息的作用

(一) 用于止念

练功时如果安静不下来，可以把精神集中到呼吸上，借助调息来入静。方法是当意念随着呼吸运动时，一开始可以集中到呼吸所带来的形体运动上，注意吸气、呼气时胸部和腹部的起伏；再进一步须把意念集中到呼吸出入的气流上，意念随呼吸的气流而上下移动，这样当精神全部集中到呼吸上时，意念自然也就系住了。

(二) 吐故纳新

通过习练健身气功进行有意识地呼吸锻炼，可使人体更有效地吸入大自然的清气，呼出体内的浊气，达到吐故纳新，调节改善人体呼吸系统功能及各组织器官生理功能。

(三) 行气活血

《黄帝内经》说："真气者经气也。"中医学认为，气为血之帅，血为气之母。呼吸是体内真气运行的主要动力，而真气又是血液运行的动力。因此，呼吸的练习，可以促进体内真气的发生、发展及全身血液的运行和输布，起到行气活血的作用。

(四) 强壮脏腑

古人云"呼出心与肺，吸入肝与肾"，呼吸长短、深浅、粗细的不同，可以直接影响相应脏腑的功能。现代医学认为，经常进行深长的呼吸锻炼，使横膈肌的升降幅度增大，改变了腹腔的内压，腹腔内压周期性的变动能"按摩"肠胃，促进肠胃蠕动，从而改善肠胃及内脏器官的功能。

二、调息的方法

调息的具体方法很多，根据习练健身气功功法的不同需要，可以选练不同的方法。常用的方法有：

（一）自然呼吸

在练功中采用日常生活的频率进行呼吸为自然呼吸法，不加意念支配，实质上是不调息而息自调。对于健身气功初学者来说，过分注意对呼吸的各种要求，执意调整，反而会顾此失彼，成为精神上的负担，出现不应有的紧张，以致呼吸反不顺畅。

（二）腹式呼吸

练功中通过横膈肌的运动来完成的呼吸为腹式呼吸法。腹式呼吸又分为顺腹式呼吸和逆腹式呼吸。

1. 顺腹式呼吸：生理学上也称为等容呼吸。吸气时，腹肌放松，横膈肌随之下降，腹壁逐渐鼓起；呼气时，腹肌收缩，腹壁回缩或稍内凹，横膈肌也随之上升还原。这种呼吸不仅可以加大肺的换气量，而且对腹腔内脏起到按摩作用。

2. 逆腹式呼吸：生理学上也称为变容呼吸。吸气时，腹肌收缩，腹壁回缩或稍内凹，横膈肌随之收缩下降，使腹腔容积变小；呼气时，腹肌放松，腹壁隆起，横膈肌上升还原，使腹腔容积变大。逆腹式呼吸对于内脏器官的影响较大，有类似按摩或运动内脏的作用，尤其对于改善肠胃功能有较大的帮助。

（三）提肛呼吸

练功中把提肛动作和呼吸配合起来的练习方法称为提肛呼吸法。提肛呼吸是在吸气时有意识地收提肛门及会阴部肌肉，呼气时则放松肛门及会阴部肌肉。如"健身气功·五禽戏"中的猿提动作即是运用的这种呼吸方法。

（四）鼻吸口呼

健身气功的呼吸，一般要求鼻吸鼻呼法。但练功中呼气吐音、运气发声时，可采用鼻吸口呼的方法。例如"健身气功·六字诀"中六个字诀吐音时，运用的就是这种呼吸方法。

三、调息的要求

呼吸锻炼掌握得好，有利于整个练功的进行。如运用不当，也容易出现一些副作用，影响练功的正常进行及效果的获得。呼吸的锻炼，要注意把握以下一些基本的要求。

（一）在松静的基础上调息

健身气功的调息，无论选择哪一种呼吸方法，都必须在松静的基础上进行练习。如果形体尤其是腰部不放松，气就不容易下沉，此时若强行运用腹式呼吸练功，则练功者容易出现憋气、胸闷等现象；若练功者情绪不安宁即进行调息锻炼，呼吸就不容易做到深、细、匀、长的要求。因此，要做到平心静气或心平气和。

（二）不要盲目追求

所谓不能盲目追求，有两方面含义：一是指调息的方法，不能随意地选择与自身水平不相符合的调息方法；二是指调息的境界与效果，不能要求即刻见效，有了贪的思想，进行不切实际的追求，反而没有效果。

（三）不要强求深、细、匀、长

调息的深、细、匀、长景况是长期练出来的，这要有一个过程，不可能一蹴而就。如何才能达到深、细、匀、长，需要从自然呼吸调起。在进行自然呼吸时，慢慢把意念与呼吸结合在一起，随呼吸而出入，即做到心安气自调。因此，调息和入静是相辅相成的，心静以后呼吸也会逐渐变得深、细、匀、长。如果两者结合得不好，就会使得息不调、神不静，甚至会出现憋气等现象。

（四）神息相合

练功中调息不是单纯做呼吸运动，而是着眼于呼吸的气息出入及意念集中呼吸运动的节律上，即把自己的意念活动和呼吸运动或气息的出入紧密结合起来，这样不但可以收摄心神，而且可以激发真气的产生。

（五）注意呼吸道的调整

呼吸道的调整主要指喉部而言。喉头回缩，下颌贴胸，两腮微微下落，使得喉咙通气道变小，呼吸气流变细。过去称之为"锁住喜鹊关"。

（六）注意发音的口型

一般说不发音的调息要注意呼或吸的气息调整，而发音的呼或吸的动作要严格注意发音的口型。

总之，活泼自然是调息的基本要求。活泼就是不要把意识死死扣在呼吸运动上，而是顺其自然、循序渐进地调理呼吸运动和气息，自然地逐步达到形、气、神三者合一的状态，切忌刻意追求，生搬硬套。

第三节　调　心

调心是调身和调息的核心。所谓调心是指练功者在健身气功锻炼中，对自我的精神意识、思维活动进行调整和运用，以达到练功的要求和目的。

一、调心的作用

调心基本内容可概括为"意守"二字，即意念归一，是非强制性的注意力集中。这种意念活动的特征在于轻松的专一，排除杂念，以防散乱。从此可以引申出广义的调心，主要是正确地认识客观规律，从而保持健康的心理状态，能对自己实行合理的心理控制和行为控制。现代研究认为，心理活动对生理活动有不可忽视的影响，只有健康的心理状态才能保证身体健康。实验和事实证明，人的意念活动也能间接支配植物神经系统管理的内脏活动，通过意守、入静这种"反身注意"和心理暗示，可调节许多生理功能。从心理学角度分析，意守可以锻炼注意力和想象力两种重要的心理品质。

二、调心的方法

调心的方法主要是"意守"。意守的方法虽然很多，但不外乎三个方面：从意守对象说，可以守虚也可守实，可以守有也可守无；以人体内外分，有守外景与内景之别；景象又可分为动象与静象。根据目前的教学实践和经验，意守的具体方法有以下几个方面。

（一）意守身体放松法

在保证身形和动作姿态正确的前提下，有意识地放松身体是练功中最基本的方法。从练功一开始，就要精神放松，思想集中，呼吸调匀，同时诱导身体各部位从上到下，从里到外，四肢百骸，五脏六腑进行放松，使其舒适自然，毫无紧张之感准备练功。在动作练习过程中，不断保持并尽可能使这种放松的程度加深，既解除各种紧张状态，也要做到松而不懈。这种有意识地放松精神和肢体，就是意念集中的一种表现。

（二）意守身体部位法

意守可以意守自己身体的某一部位，但常用的意守部位一般是经络上的穴位。通过意守身体上的某一穴位，不仅有助于排除杂念，而且由于意守穴位的不同，也有助于疏通气血和调节脏腑的功能。通常意守的穴位有丹田、百会、命门、会阴、涌泉、劳宫、少商等，其他穴位也可根据情况灵活选用。

（三）意守体外对象法

大自然的万事万物都可以作为体外的意守对象，大则日月星辰、山川湖海，小到花草树木等。但选择的意守对象内容要简单，自己要熟悉，对自己有吸引力，能使自己心情愉快，那些刺激性强、扰动性大、会引起高度兴奋的事物，不宜作为意守对象。

另外，在练功实践中还有三种常用的意守方法：

1. 意想动作过程。在练功过程中意想动作规格是否正确，方法是否准确清晰，练功要领是否得法，既可集中意念，也可达到正确地掌握功法技术。

2. 意想呼吸。这是练功中有意识地注意呼吸的一种练习方法，常用的有数息法、随息法、听息法等。

3. 注意默念字句。默念的字句要简单，做到声发于口，闻之于耳，察之于心。默念字句除能集中精神外，还可通过声符振动和暗示作用，收到安定精神、调整气血的效果。

三、调心的要求

调心的基本要求是"入静"，即思想上进入一种安静的状态。医家经典《素问·上古天真论》曰："恬淡虚无，真气从之。"恬是安静，淡是朴素，虚无则不为物欲所蔽。恬淡以养神，虚无以养志，这就达到了调心的目的。

一般来说，入静在练功者的功法掌握，练功质量都比较好的情况下才能出现。因此，入静是通过练功实践得来的，通过功夫积累得来的，是在有意识的锻炼中、无意识的情况下形成而出现的。由于每个练功者的练功情况不同，每一种功法的情况也不全部相似，入静的程度和境界也就有所差异。初学健身气功，不可对入静要求过高，以致产生急躁情绪，反而难以入静。只要姿势自然舒适，呼吸柔和，思想上的各种杂念相对减少，或者起了念头能很快地排除就算入静了。随着练功的深入，便逐渐过渡到对外界的声音干扰，闻如不闻，身体轻松，呼吸绵绵，意念归一的状态。甚至做到呼吸绵绵深长，用意自如，练功结束好似沐浴过后，心情舒畅，精神饱满。当然，这些入静状态并非每一次功法锻炼都能出现，有时偶尔出现，有时常常来临，有时交替反复。它也不可能完全如上述描述那样线条明晰，需要练功者多加细心体会。

避免追求是入静中要注意的主要问题。因为追求本身就是一种意念活动，是一种兴奋状态，它必然影响入静的出现与持续。在入静过程中，如果被感觉所吸引，被舒服所吸引，企求入静状态能持续下去，这样反会中断原来的入静。因为原来的入静状态，被新建立的企求兴奋灶所排挤、破坏而弄巧成拙。练功者应该自然地保存原来的入静状态，在不企求的情况下，自然能够达到预想的目的。

健身气功功法繁多，但调身、调息、调心的基本要素是共同的。三调之间是相互依存和相互制约的关系，调身是基础，调息是中介，调心主导调身和调息。每一种健身气功功法，每一次健身气功锻炼的过程，都是这三者的具体结合与运用。

第四节　涵养道德

一、道德涵养与人的生命运动

人是大自然的产物，因而人的生命活动和宇宙间万物的运动是密切相关的，必须遵守自然的基本规律。这种规律存在于宇宙万物之中，也体现于人的生命之中，可看做是广义的道德，人的生命运动的整个过程，都是在无所不在的"道"的背景下，在"德"的影响下进行的。同时，人又是社会的人，人的生命活动又必定受社会、受人与人之间关系的约束。把规范人与社会、人与人之间的行为准则如果看做是狭义道德，那么这种道德虽然不如法律约束力强，但更偏重于人们精神生活方面，更深入于人的内心世界。对练功者来说，涵养道德既包括广义的道德，也包括狭义的道德。

从人的神、气、形三位一体的生命整体观来看，生理上的稳定仅仅是生命系统稳定的一部分，而健康生命还需要气的运行和神的活动的稳态来支撑。就气而言，维持稳态就是要保持中和之气；就神而言，稳态就意味着意静神宁。要维持神、气的稳态，一是排除或减轻七情（喜、怒、忧、思、悲、恐、惊）的干扰，二是增强对形和气自我意识的调节能力。后者是练功运用意识的内容，前者则要求涵养道德。既然道德的修养是维持人整体稳态的必要条件，那么涵养道德必然是调心的重要组成部分和练功的重要内容。

二、涵养道德与练功的关系

古往今来，练功不仅是为了强身健体、延年益寿，更有陶冶情操、修心养性等人生境界的追求，许多气功流派都把道德的修炼放在首位，特别注重以德培功。古人"功从德上来、德为功之母"的醒世之说，后人"练功不修德，必定要着魔"的警世名言，都告诫练功者"欲修其身，先正其心"，修德与练功如鸟之两翼，车之两轮缺一不可。心性的培育，道德的涵养对于练功者来说更为重要。"意为气之帅"，只有加强道德修养，才能在"不如意者常八九"的人生环境里保持心态、情绪、感情的平稳，从而保证意念活动处于良性状态。因此，平时要树立起良好的个人生活方式，保持愉悦的心理状态及和谐的人际关系。这种高尚情操下的平稳心态，有助于练功者的放松和入静，也能够有效地避免和应对生活中的紧张状态，保持健康的心理状态。

在练功过程中调心指的是通过能动的、内向性的运用意识来增强对形和气的控制，从而强化自身的生命运动。如果把这种不受外界条件直接刺激的意识活动看做是自控能力的锻炼，那么涵养道德就可看做是在外界环境干扰下的意识活动自我控制能力的锻炼。由此可见，涵养道德本身就是调心，是练功过程中调心的扩展，是更高层次上的调心。人生活于社会之中，练功的时间是有限的。只有在日常生活中事事、时时、处处自觉地注意涵养自身的道德，在涵养道德之中调摄自己意识的控制能力，做到涵养道德锻炼日常化、生活化，才能使精神宁静而不浮躁，意气中和而不偏颇。

涵养道德不仅是练功的基础和保证，也不仅仅是练功的基本内容和练功在日常生活中的扩展，更为重要的是练功能否达于上乘的关键。另外，健身气功的涵养道德和一般的社会道德修养含义不尽相同，后者只是前者的一个局部，一个入门的阶梯，健身气功涵养道德的内涵则要深广得多。因此，一般的修养道德并不能代替练功，而练功有助于人的道德修养。

三、如何涵养道德

如何涵养道德？历史上不同的气功流派都有自己的准则，并伴随着时代的发展而拓展，大致包括树立正念、陶冶性情、对治习气、增益禀赋、克己奉公等内容。

（一）树立正念

树立正念就是健身气功习练者崇尚科学，反对迷信，树立正确的练功观。中国气功源远流长，流派众多，功法复杂，其中有一些有益于人体健康的合理成分，也有宣扬愚昧迷信的糟粕部分。因此，习练健身气功既要端正动机，以强身健体、养生康复为目的，万万不可为了"成仙""得道"；同时也要选择健康文明的功法，善于取其精华、去其糟粕，切忌被有害气功诱入歧途。作为健身气功社会体育指导员更要讲究功德，要提升传承文明、教功育人的职业道德，坚决反对愚昧迷信，坚决反对以教功为手段的聚敛钱财。

（二）陶冶性情

人生活在社会之中，会遇到各种各样的矛盾。这些矛盾往往会招致情绪和感情的变化，骚扰精神，使之不得安宁；扰动气血，使之失去平衡。中医学将这类精神的干扰归纳为七情，即喜、怒、忧、思、悲、恐、惊。当七情超出正常范围，《素问·举痛论》说："怒则气上，喜则气缓，悲则气消，思则气结，恐则气下，惊则气乱。"气运失常，必定损及神、形，练功就不可能取得最佳效果。从根本上来说，七情之过，不是由于"个性"太强，就是私欲未遂，从而失却本身自然中和之性。为此，在日常生活中，待人处事，不能完全受个人意愿左右，凡事既要与人为善，也要心平气和对待。

（三）对治习气

人之初，性本善，只是在后天生活过程中，逐步沾染了各种习气。习气中有好有坏，好的习气利人利己，故称之为美德，于练功有促进作用。坏习气损人利己或损人不利己，与习练健身气功的要求大相径庭。因此，要练好健身气功必须克服不良习气，尤其要在"慎独"上下工夫，牢固确立正确的人生观和价值观。诚然，改变不良习气，殊非易事，因为习惯形成是顽固的。但是，若能认识到它有损于道德的涵养与事业的建树，从而时刻留心，认真对治，也是不难办到的。

（四）增益禀赋

禀赋就是禀性，包括人的性格和脾气。它有遗传的基础，也有实践的印记，可以说是先天与后天的结合。因此，人们可以通过后天的实践来改变它。增益禀赋，就是通过练功中涵养道德，来弥补自己先天禀性之不足，使自身的生命运动得到改善。故此，必须自觉地在日常生活中砥砺自己，根据自己的天性缺失而有的放矢地陶冶。在这方面《荀子》做了较全面的论述，他指出：调理血气、修养心境的方法是，对血气刚强的，就用心平气和去柔化他；对思虑过于深沉的，就用坦率忠直去同化他；对勇敢大胆凶猛暴戾的，就用循规蹈矩去帮助他；对行为轻率、不够谨慎稳重的，就用举止安详去节制他；对心胸狭窄气量狭小的，就用宽宏大量去扩展他；对卑下迟钝贪图小利的，就用高远的志向去提高他；对庸俗平凡散漫低能的，就用良师益友去改造他；对怠慢轻浮自暴自弃的，就用可能招致的灾祸去警醒他；对愚钝淳朴端庄拘谨的，就用礼仪音乐去协调他，用思考探索去开导他。这些在涵养道德中均可加以借鉴。

（五）克己奉公

把自己的意识状态达到自然之性是涵养道德的重要内容。自然之性，一是为公，二是为生。这里的为生，有两层含义，一是为个体的生，二是为人类作为一个物种整体的生。所以，从根本上讲，为公就是为生。公，是"道"赋予人类的"玄德"的体现。《礼记·礼运》说得好，"大道之行也，天下为公"。这固然是古人对于理想社会的美好憧憬，也是练功要达到的高尚的精神境界。如果能以"天下为公"来规范自己的行为，那么其生命运动必然符合自然的规律，从而真正进入真、善、美的境界。

思考题

1. 调身、调息和调心的具体方法和要求有哪些?
2. 如何达到调身、调息和调心的三调合一?
3. 在练功中如何涵养道德?

第四章　健身气功的锻炼要领

内容提要： 学练健身气功的过程，是人体生命运动状态向优化、有序方向变化的过程。这个过程转化的快慢，既与练功者身体健康状况、年龄大小等因素有关，更与掌握练功要领有关。本章从松静自然、动静相兼、练养结合、循序渐进、持之以恒等方面介绍了健身气功锻炼的基本要领。

第一节　松静自然

松静自然贯穿在健身气功锻炼的不同阶段和层次，也是防止练功出偏的关键所在。

一、何谓松静自然中的"松"

所谓"松"，包括形体的放松和精神的放松。形体的放松主要是指把肌肉、肌腱、韧带、关节乃至内脏等都要放松，使相抗衡的肌肉、肌腱处于相对稳定、松弛状态。精神的放松主要是指解除情绪上的紧张烦躁，使心理处于平和状态。习练健身气功时放松身心，既有利于机体内气血的自然循环，减少机体的负担和能量消耗，降低基础代谢率；还可以降低机体的兴奋程度，减少内、外环境对大脑皮质的干扰，有利于诱导大脑入静。

习练健身气功强调放松，但也不能把"松"片面化，以致出现松松垮垮、松懈无力的状态。健身气功中的"松"，应该是松而不懈，紧而不僵，使形体、呼吸、意念轻松舒适无紧张之感。生物力学研究表明，适当的应力刺激，将促进细胞和组织的生长，而不合理的（过强或过弱）应力刺激将会导致组织生长的异常或病变。这说明人体各器官、组织的生长及其功能的发挥与器官和组织内部的应力分布有着密切的关系。因此，从生物力学观点来分析，健身气功中的"松"，就是要通过形体（包括内脏）的运动，使人体器官和组织的功能处于最佳状态的应力分布。

练功者要做到松而不懈，关键是"形松意充"，也就是意到形松，形松意充。由于意为气之帅，意充则气充，所以也可以说是形松气充。放松了的形体（组织、器官等）得到气血的充分供养，就能保证其功能得到充分发挥，而本身也会获得良好的生长。当然，形体的放松是要以情绪和精神的放松为前提，即古人所说的"意气君来骨肉臣"，这一原则在形体放松上也是同样适用的。那么如何运用意识来帮助形体放松呢？一般分为六步，即头顶放松、胸背放松、腰胯放松、肩肘放松、指掌放松和膝足放松，每一步都有一定的方法，其中腰胯放松是全身形体放松的重中之重。放松的具体方法很多，这里主要介绍两种放松方法。

（一）发声放松法

练功准备就绪后，张口呼气轻声发"松"字音，继而转为"送"字音，即松字音由阴平（第一声）转为去声（第四声），意念随呼气下降，好似要把身体里的污秽之物都送出去似的，其顺序是头——胸——腹，直至脚。随着气机下降，身体也就相应放松，尔后自然吸气，可反复几次。

（二）意想放松法

练功准备就绪后，闭目凝神，尔后把意念集中到头部，命令头顶放松，再想胸背令其放松，然后依次想腰胯、肩肘、掌指、膝足令其放松，最后达到全身放松。这不仅仅是一种放松方法，实际上是以"松"这个意念为拴住心猿意马的桩，在放松形体的同时，使意念活动集中、归一，进而运用意识命令形体放松，松静两臻，把神和形直接结合起来。因此，此法不仅可使身形放松，有时还可以获得意想不到的功效。

二、何谓松静自然中的"静"

所谓"静",是指练功时思想和情绪要平稳安宁,排除一切杂念。从本质上讲,人体生命活动的每一瞬间都是在不断运动中变化着的,因此练功时的静是相对于动而言的,是通过内向性的意识运用,把没有秩序的、散乱的意念活动变成有规律的、单一意念活动的过程。实验研究表明,练功时人的生理状态不同于清醒态(其基本特征是大脑皮质处于兴奋状态),也不同于睡眠状态(其基本特征是大脑皮质处于抑制状态),其基本特征是大脑皮质活动的有序化。这种状态表现为脑电活动的有序化(即同一脑区脑电活动频率单一化、主频率脑电活动波幅增强、不同脑区之间尤其是左右半脑之间脑电活动同步、脑电有序结构抗干扰能力提高等)。由此可见,练功时的入静,是与脑细胞活动的有序化过程密切相关。

在形体运动的过程中,怎样才能求静呢?主要是把意念集中于动作的姿势,也可以把意念集中于穴位,还可以把意念集中于体会呼吸与肢体动作的配合上。这样就可以使练功者精神内守于自身而不外越,慢慢地静到不用想动作而举手投足都合度的状态。此时练功者已达到形神合一的状态,即进入了内家拳经中所说的"拳无拳,意无意,无意之中是真意"的境地了。当然,入静和放松是相辅相成的、密不可分的。只有精神和肌肉最大限度的放松,才会为精神的宁静创造有利的条件,否则精神或形体的紧张会使人很难入静。反之,当练功者真正达到意识专一而不杂时,形体姿态自然而然就会变得端正而放松。古人所说的"抱神以静,形将自正"就是这个意思。

三、何谓松静自然中的"自然"

所谓"自然","自"是指自身,"然"是指规律,"自然"就是指自身运动的固有规律。健身气功要做到松静自然,就是要把练功的姿势、呼吸和意念等都按照生命活动的规律进行锻炼。人在日常生活里的一切行动都是靠形神相合来完成的，练功的动作是日常动作的纯化，把有益于人的生命活动的予以强化，把不利于人的生命运动的则予以消除。因此，二者不是对立的。

对于许多初学者来说，健身气功里许多动作做起来似乎并不符合日常生活的习惯，甚至感到十分别扭，但即使这样也并不意味着就是不自然。因为人们在日常生活中养成的很多习惯动作是带有偏颇的，只是由于日常生活中使用习惯了而感到自然，其实这种带有偏颇的习惯动作往往会引起人体生理机能的不平衡，从而有害健康。健身气功里的许多动作，就是为了纠正日常生活习惯引起的形体动作的偏颇而设计的。初学初练时感到的不自然，其实是为了达到更好的自然，使形体的运动回归于自然，促进身心的健康。

练健身气功若违背自然规律，就会产生练功的反效果，损害身心健康。因此，健身气功的锻炼要做到勿忘勿助、勿贪勿求、勿勤勿怠。具体来说，形体自然要合于法，既要一招一势力求准确规范，但又不强求，以舒适为度；呼吸自然要莫忘莫助，不能强吸强呼，逐步做到深、细、匀、长；意念自然，要"似守非守、绵绵若存"，过于用意会造成气滞血淤，导致精神紧张。需要指出的是，这里的"自然"绝不能理解为"听其自然""任其自然"，而是指"道法自然"，需要练功者在练功过程中仔细体会，逐步把握。此外，练功切忌过早追求效果。若追求效果早至，则易烦躁而精神不专一，必然会对练功效果有所影响。

第二节　动　静　相　兼

动静相兼是指健身气功锻炼中"动"与"静"的有机结合，它既包括功法锻炼中的动静结合问题，也包括动功、静功的练法及其结合问题。

一、动静相兼的内涵

众所周知，动是绝对的，静是相对的，宇宙间一切事物都是在不断运动变化中发展的。人是一个复杂的巨系统，生命活动更是如此。所谓新陈代谢、除旧更新，就是人体生命活动的运动表现。因此，健身气功锻炼的实质，乃是促使人体的生理功能更好地"动"起来，从而起到平秘阴阳、调和气血、疏通经络、祛病强身的作用。

从疾病的发生到痊愈，从体质的衰弱到强壮，乃是一个连续的变化过程。这种变化是在运动过程中实现的，没有运动就不能变化。中医学认为，人体的气血运行不畅就要发生疾病，而要保持气血通畅就必须使其更好地运动。因此，动是基本的，但动的作用必须在静的状态下才能更好地实现。所以静（内静）又是练功的前提，不能做到很好的静，就不能更好地发挥动的作用。在动静的练法和结合上，尽管有的功法以动为主，有的功法以静为主，但是，总以动静相兼为宜。也就是说，练动功时，要做到外动内静，动中求静；练静功时，要做到外静内动，静中求动，以进一步把动静的锻炼有机地融合在一起，才可收到事半功倍的效果，使身体强健，体质增强。

二、功法锻炼中的动静

健身气功虽有动功、静功之分，但静功虽静，却未尝不动；动功虽动，却未尝不静。古人云"静未尝不动，动未尝不静"，故动有"内动"与"外动"之分，静亦有"内静"与"外静"的区别。"内动"是指功法锻炼时体内气息的运动，"外动"是指功法锻炼时四肢百骸的运动。"内静"是指功法锻炼时精神活动的相对宁静，"外静"是指功法锻炼时形体外部的静止。因此，静功可说是锻炼"静中动"的功夫，动功则是在意念集中、思想宁静的情况下进行锻炼，也称为"动中静"的锻炼。由此可见，不论何种形式的功法，在锻炼方法上都是动和静的有机结合及合理搭配。

三、动功与静功的结合

静功是指在练功过程中练功者的形体和位置基本保持不动，并结合意念运用和呼吸调整，以达到锻炼身体内部机能为目的的功法。动功相对于静功而言，是通过练功者肢体运动的不断变化，意气相随，起到疏通经络、调和气血、滑润关节和强壮肢体的作用。动功和静功的结合锻炼，要根据习练者的体质、精神状态和练功的不同阶段而灵活调整。有的人应以动功为主，有的人应以静功为主。就是对同一个人，在不同的练功阶段，有时应侧重于动功，有时应侧重于静功。究竟怎样选择，一方面靠老师的指导，另一方面靠自己的体验进行调整。总之，只有把动静有机地结合起来进行锻炼，才能相得益彰，获得成效。

第三节　练 养 结 合

一、何谓练养结合中的"练"

练是指形体运动、呼吸调整与心理调节有机结合的锻炼过程。在健身气功锻炼过程中，既要力求掌握正确的功法技术，又要依靠自身勤学苦练的悟性去自修。

健身气功功法的每一个技术环节（包括形、气、神），都有特定的内涵和作用，练功者对其掌握的正确与否，很大程度上影响着健身效果的获得。正确的功法技术，可促进练功者体内气血的流通；错误的功法技术，则阻碍气血的畅通，甚至有损身心健康。因此，学练健身气功者从一开始就要在掌握正确的功法技术上下工夫。但值得指出的是，社会体育指导员纠正错误的功法技术最好不要在正式练功时进行，应选择在非正式练功时进行检查和纠正。否则，就违反了练功时要专心致志（入静）的要求，进而影响练功效果。

习练健身气功一方面依靠教学辅导，另一方面也需要自身的刻苦锻炼和反复领悟。正如古人所说的"入门引路需口授，功夫无息法自修"。因此，在求得功法技术准确的同时，练功者应根据自身的具体情况，在功法的难易程度上不断有所突破，不断有所发展，进而取得最佳的练功效果。

关于练功，还应把握以下几个方面：在功法选择上，无论古代还是现代，功法很多，要选择适合自己身体情况的功法。在功法的强度选择上，尤其是动功，要根据体力情况选择适合自己的功法。在时间长短的选择上，特别是对于体力差的人，适宜选择时间不长的功法。在练功环境的选择上，选择在地势平坦、空气清新、绿荫草坪等环境幽静的地方。

二、何谓练养结合中的"养"

练与养在功法锻炼过程中，往往是相互并存的，不能截然分开。因此"养"的一个重要方面，就是指通过调身、调息和调心的锻炼，使练功者身体出现的一种轻松舒适、呼吸柔和、心神宁静的静养状态。健身气功锻炼就是要求练功者通过不断地调整，有意识地使身心进入这种静养状态。练功过程中的这种静养状态，有时可以保持较长的时间，有时保持时间较短，练功者只有通过练功过程中不断的积累和总结经验，才能使这种静养状态的时间适度增多，练功的质量也就相对提高。

练功不能是无休止的，当练功者进行一系列功法锻炼后，若再继续练功就会造成身心的疲劳，可以通过适当的休息和营养摄入帮助练功者调养身体，这也是"养"的一层涵义。健身气功是养生术，但习练健身气功者也要注重日常生活的调养，保持"饮食有节、起居有常"和乐观的生活情绪，这无疑有助于增强练功效果。

三、何谓练养结合中的"结合"

练养结合主要是指将练功和自我调养有机地结合起来。在健身气功锻炼中，人们往往认为要通过刻苦练功而获得理想的健身效果，但很少有人注重养的问题。其实练和养是同等重要的。光练不养，会使练功太过而影响练功的效果，甚至还会引起偏差。如果光养不练，则难以起到强身健体的效果。因此，在健身气功锻炼过程中，只有始终保持练养结合，才能互为补充、相得益彰。

总之，健身气功的练和养，两者既有区别，又有联系。练功者要根据自己的具体情况，灵活掌握与合理搭配练和养，并从中摸索出适合自身的规律，做到"练中有养""养中有练"。特别是要在掌握正确功法技术的基础上，合理安排练习的时间、数量，把握好练功强度，处理好练与养的辩证关系。实践证明，健身气功锻炼掌握好了练养结合这一基本要领，不仅可加快练功的进度，提高健身气功的练功效果，而且是防止出偏差的一个重要条件。

第四节　循 序 渐 进

健身气功动作虽然简单，但要掌握纯熟，仍需通过一段时间才能逐步达到。练好气功，不能急于求成，不要设想几天之内就能运用自如，必须由简到繁，循序渐进，逐步掌握全套功法。我们倡导习练功法一步一个脚印，打好基础，勤于动脑，善于总结，不骄不躁，这是确保功效早日显现的重要保证。

一、动作、呼吸、意念的训练要循序渐进

首先，学练功法动作要循序渐进。要在弄清每一动作姿势的前提下，一招一势地练习，动作要做到规范自如。

当整套动作基本掌握后，就要把呼吸加上去。要求呼吸与动作配合得当，力求做到在平和自然的状态下，加上呼吸。呼吸要做到深、细、匀、长，流畅自如。要想达到这种高要求，不经过长期习练是做不到的。

当动作掌握得比较熟练，呼吸也基本达到要求后，再逐步加上意念。意念配合是动作和呼吸运作过程中思想的活动。初学时意念可以重一些，等练到一定程度，意念应放轻，到习练纯熟时，意念要轻到感觉不到的程度（俗称"无意念"）。也就是说，意念的训练要坚持两点，一是意念与动作、呼吸密切配合，即动作、呼吸和意念要同步锻炼，不能顾此失彼；二是意念运用程度要由重到轻，由轻到无。

二、功效显现要循序渐进

练气功特别注意练功的效果，总希望功效出现得越早越好，程度越明显越

好。这种急躁情绪是要不得的，否则会使心绪烦乱，影响气机发动和气血运行，有碍功效显现。因此，习练健身气功者，应把心绪放平，不急不躁，这样反而有利增进功效。为此，建议习练者不要天天做比较，最好练功一段时间后，做一次总结，体会一下功效增进情况。健身气功社会体育指导员更要及时纠正习练者的急躁情绪，引导他们循序渐进地进行锻炼。

三、练功时间和练功强度应逐步增加

由于机体对运动量有一个适应的过程，习练者刚开始学练健身气功时，练功时间不宜过长，应随着身体机能的改善而逐渐延长练功的时间。否则，超越了练功者所能承受的运动量，不但无益于身体健康，反而会给身体健康带来不良影响。练功过程中，习练者也不应刻意追求过大的练功强度，而是要在机体适应了现阶段的练功强度后，再根据机体的承受能力，提高相应的练功强度，从而对机体产生更加有效的强度刺激。需要指出的是，练功时间和练功强度的增加，应以习练者练功结束后感到身体舒适、心情愉悦而不疲乏，或稍有疲劳感，但第二天即能恢复为度。一旦出现习练者几天都不能恢复的过度疲劳症状，要立即采取降低练功时间、练功强度等方法进行调节。

第五节　持 之 以 恒

同是健身气功习练者，但取得的功效差别很大。原因很多，如习练不当，杂念太多，外部干扰等等，但不能持久是最容易出现而又难以克服的毛病。在社会体育指导员的指导下，可以纠正习练者错误的动作，可以针对习练者的实际情况讲授排除杂念的方法，可以消除或躲避外部干扰的影响，但对于不能坚持锻炼的练功者，社会体育指导员的作用就显得微不足道了。因为，持之以恒的锻炼是来自习练者内心的行为表现，一旦习练者自己偏离习练的法则，或操之过急，或时练时停，或巧取捷径，习练将半途而废。坚持要靠自己的决心和毅力，要在端正练功目的的前提下，纠正练功者的心理状态。只有这样，才能收到点点滴滴功效的累积效应。

一、持之以恒有利良性生命状态的形成

人在练气功时，生理状态的基本特征是大脑皮质活动的有序化，我们称这种状态为气功态。气功态对人体的生理、心理状态会产生一定的影响，使经常练功的人展现出活力旺盛的生命状态。这种生命状态的形成不是一招一势的习练可以得到的，而是需要经过长时间的艰苦锻炼，一点一滴积累而成。因此，我们提倡练功后看效果，而不是练功前为自己制定一个不切实际的宏大目标。要牢牢树立起持之以恒的信念，下定决心，一招一势地学习，日复一日地习练。如能这样，在经过长时间锻炼后，就会发现身体状况发生了变化。没有持之以恒的艰苦锻炼，良性生命状态是难以形成的。

二、把持之以恒贯穿到锻炼的全过程

要把持之以恒贯穿到习练健身气功的全过程中，并以此进行意志磨炼。练健身气功是强身健体的过程，也是意志磨炼的极好时机。可以想见，一个意志坚强的习练者，必然会在健身气功习练过程中能较快地体验到气功的真谛，起到促进身体素质改善，实现强身健体的目的。

三、循序渐进与持之以恒

"循序渐进"这个要点，是要防止急功近利的情绪，不要过激过猛，要根据自己的身体情况选练功法，适度而行。"持之以恒"则是针对练功效果的形成过程。练功目的是强身健体，而体魄强健是有过程的，也就是说，新的生命状态形成有一个过程。因此，气功锻炼既要倡导循序渐进，又要倡导持之以恒。

思考题

1. 松静自然、动静相兼和练养结合的基本内涵是什么？
2. 如何正确处理松静自然、动静相兼和练养结合的辩证关系？
3. 练功过程中怎样体现循序渐进、持之以恒？

第五章 健身气功的
传统理论基础

内容提要： 千百年来，健身气功在其发展过程中，深深植根于传统文化的沃土中。本章主要介绍了整体观、阴阳学说、五行学说、脏象学说、经络学说、精气神学说等基本知识及其在健身气功中的应用。

第一节 健身气功整体观

整体观，是对事物统一性和完整性的看法。健身气功学说应用整体观研究人的身心健康和延年益寿时，既重视人体自身的统一和完整，又重视人与外界客观环境的和谐统一。

一、健身气功的人体整体观

(一) 人体内环境的整体性

人的形体是由五脏、六腑、五体以及诸窍组成的。五脏指心、肝、脾、肺、肾；六腑指胆、胃、小肠、大肠、膀胱、三焦；五体指皮、脉、肉、筋、骨；诸窍指眼、鼻、耳、口、舌、前阴、肛门。人体的每个组成部分，虽然都有各自的组织结构、形态和功能，但构成人体的各个组成部分之间，在结构上并非完全独立，在功能上相互协调、相互为用，从而使人体成为一个有机整体。机体整体统一性的形成，是以五脏为中心，通过经络系统把六腑、五体、五官、诸窍、四肢百骸等全身组织器官联系成有机的整体，并通过精、气、血、津液的作用来完成机体统一的机能活动。

健身气功从这种五脏一体观出发，认为五脏生理功能之间的平衡协调对维系人体内环境的相对稳定至关重要。它一方面通过阴阳平衡规律，协调脏腑阴阳、气血的偏盛偏衰，促进人体朝着阴平阳秘的健康状态发展；另一方面通过五行生克制化规律，协调脏腑相互间任何一脏发生的太过或不及，防止其因失去平衡而发生疾病或衰弱。还可以通过经络功能加强各脏各腑、四肢百骸、诸窍上下内外的沟通，通过精、气、血、津液的充养，进而优化人体的生命活动。

（二）精神与形体的统一性

古人认为，心（神）和身（形）是构成人体生命的两大要素。身是指人体的组织结构，是生命活动的物质基础，是神存留的房舍。心是指人的精神、意识、思维等心理活动，实质是大脑的生理功能，是生命活动的主宰。形与神的关系是形无神不活，神无形不存，两者相互依赖、互根互用。这种"心身统一"的人体生命活动一元论，同样是健身气功人体整体观。调心在于神旺，练身在于形健。健身气功锻炼的基本要求是"形神共养"，从而达到形健则神旺，神旺则形健之"内外兼修"的整体效果。

二、健身气功的天人整体观

"天人合一"是中国哲学的一个基本观点，其中"天"泛指客观事物，包括自然界及其变化规律和人类社会及其变化规律。天人整体观的基本内涵是强调人与自然、社会的和谐统一。这种天人合一的观点在我国诸多学科的历史发展中被广泛应用。古代养生家认为，人作为自然界的组成部分，作为社会的成员之一，是自然和社会的依存者，必然受天地间自然变化和社会变革规律的影响和支配，其生理、心理也相应地伴随着自然和社会的变化而发生变化，因此"养生者必谨奉天时"成为其发展历史上的一个重要观点。这一观点在我国最早的医学典籍

《黄帝内经》中就有体现，不仅提出了"春夏养阳，秋冬养阴"的养生思想，而且记载了顺应四时的养生方法：春三月，天地俱生，万物以荣，人应夜卧早起，广步于庭，以使志生；夏三月，天地气交，万物华实，人应夜卧早起，无厌于日，使志无怒；秋三月，天气以急，地气以明，人应早卧早起，与鸡俱兴；冬三月，水冰地坼，无扰乎阳，人应早卧晚起，必待日光，使志若伏。

　　天人合一是健身气功学说的重要理论基础。健身气功的天人整体观反映在顺乎自然、适应社会、主动调控等具体实践和理论方面。在顺应自然方面，一是气功的许多功法是仿生而来的，通过模仿动物、植物等生物姿态的运动，表现了人类向自然学习。其中以五禽戏的演变最为突出，尽管流派众多，然而形象地模仿禽兽的姿势却大都相似。二是遵循了顺应四时、辨识阴阳消长的锻炼要求。如明代《四季却病歌》就记载了六字诀按四季循环、五行相生的锻炼顺序："春嘘明目木扶肝，夏至呵心火自闲，秋呬定收金肺润，肾吹惟要坎中安，三焦嘻却除烦热，四季常呼脾化餐。"在适应社会方面，强调通过"调心"而达到人与人、人与社会的和谐统一，这是气功理论和实践的一个显著特点。人不是生活在真空之中，作为社会的人，当生活中出现矛盾和斗争时，必然会引起心理情绪的变化，往往会累及五脏导致疾病，而"调心"既是涵养人的道德，也是调摄人的精神，其中包括避免和排除因社会环境带来的心理波动或生理疾病。在主动调控方面，健身气功在注重"顺乎自然""顺乎天道"的同时，提出"我命在我不在天"的思想，强调人不仅要主动地适应自然与社会，而且要以积极进取的态度把握阴阳消长，利用自然变化规律，变通社会事理，使生命在自我调控过程中探索和追求健康长寿。

第二节　健身气功与阴阳学说

一、阴阳学说的基本内容

　　阴阳学说是阐述阴阳两方的对立统一规律，并用以说明事物产生、发展、灭亡等变化根源和总规律的哲学理论，是用于认识宇宙万物的一种世界观和方法论。《素问·阴阳应象大论》说："阴阳者，天地之道也，万物之纲纪，变化之父母，生杀之本始，神明之府也。"阴阳学说认为，宇宙中一对相互联系的事物都可以用阴阳来概括，任何一种事物内部都可以划分为阴阳两个方面或两种对立的趋势，阴阳可以使事物体现出无限的可分性。阴阳学说的基本内容主要有：

（一）阴阳的相互对立

阴阳学说认为，世界上任何事物都存在着相互对立的两个方面（如天与地、水与火、寒与热等），两者的对立主要表现为相互斗争、相互制约（如温热可以驱散寒冷，寒冷可以降低高热等）。正是由于阴阳两个方面的相互对立，才使事物在相对稳定的动态平衡中不断发展变化，使自然界"阳生阴长，阳杀阴藏"，生生不息。

（二）阴阳的相互依存

阴阳的两个方面，既是相互对立的，又是相互依存的。所谓依存，是指各方以对方的存在作为自己存在的条件，任何一方都不能脱离另一方而单独存在。没有阴就没有阳，没有阳也就没有阴；没有上也就没有下，没有下也就没有上，阴阳的这种相互依存关系亦称"互根"。《医贯砭·阴阳论》说："阴阳各互为其根，阳根于阴，阴根于阳，无阳则阴无以生，无阴则阳无以化。"

（三）阴阳的相互消长

阴阳相互对立、相互依存构成了阴阳的矛盾运动，双方的数量以及之间的比例会不断地变化，这就是阴阳的相互消长。如一年四季气候的变化，从冬至春及夏，气候从寒冷逐渐转暖变热，即是"阴消阳长"的过程；由夏至秋及冬，气候由炎热逐渐转凉变寒，即是"阳消阴长"的过程。由于阴阳消长的存在，才有寒热温凉四季的变化。阴阳消长的变化需在一定限度内维持相对的平衡，才能推动着事物的正常发展，如消长过度，就会出现阴阳失调。

（四）阴阳的相互转化

阴阳转化是指阴阳对立的双方，在一定的条件下向各自相反的方向转化，即阴可以转化为阳，阳可以转化为阴。阴阳消长是一个量变的过程，阴阳转化是个质变的过程。阴阳消长是阴阳转化的条件和阶段，而阴阳转化是阴阳消长的结果。《素问·阴阳应象大论》说"寒极生热，热极生寒""重阴必阳，重阳必阴"。

二、阴阳学说在健身气功中的应用

健身气功和中医一样，它运用阴阳学说来说明人体的组织结构、生理功能及病理变化，并运用阴阳学说直接指导锻炼的各个方面。正如《素问·至真要大论》说："调气之方，必别阴阳。"

（一）阴阳学说对人体生命活动的认识

阴阳学说中，阴阳相互对立、依存、消长、转化的概念和观点，是健身气功认识人体生命活动的观点和方法。阴阳属性在人的形体表现为上为阳，下为阴；左为阳，右为阴；背为阳，腹为阴；表为阳，里为阴；六腑为阳，五脏为阴。五脏六腑又可划分为肝阳肝阴、脾阳脾阴、肾阳肾阴、胃阳胃阴等。人体生命活动中，通常把具有推动、温煦、兴奋等作用的物质和功能划分为阳，把具有凝聚、滋润、抑制等作用的物质和功能划分为阴。

人体正常的生命活动，一方面决定于人体内环境中阴阳的协调平衡，另一方面决定于人与外界环境的阴阳和谐。无论是内环境还是外环境，若阴阳协调、和谐统一，就有利于人体的生命活动，若阴阳失调便有损于人体的健康长寿。人体内外环境充满了阴阳现象，表现出多方面、多层次、多角度、多参数的可变因素。如以肾间精气对人体各方面的生理效应而言，可以概括为肾阴、肾阳两个方面。肾阴是人体各脏腑阴液之根本，对各脏腑组织器官起濡润、滋养作用。肾阳是人体各脏腑阳气之根本，对各脏腑组织器官具有推动、温煦作用。肾阴、肾阳在人体内通过阴阳相互对立、依存、消长、转换的关系与作用，维系着人体生理的动态平衡。

（二）阴阳学说对健身气功锻炼的指导

1. 阴阳学说在调身中的应用

调身中上下、左右、前后、仰俯、屈伸等姿势变化，不仅都有阴阳之分，而且也可用之调整人体阴阳。健身气功有动功和静功之分，动功为阳，静功为阴，在练功方式上要求动功和静功密切配合，互为补充，平衡阴阳，才能全面改善人体健康。即使是同一种功法也有阴阳之分，动为阳，静为阴，练动功时要做到外动而内静，练静功时要做到外静而内动，这样才能动静相宜，阴阳调和，气血和畅。

2. 阴阳学说在调息中的应用

在呼吸锻炼上，吸气为阳，呼气为阴；存气闭息可以祛寒，呼出浊气可以清热。健身气功锻炼一般以自然呼吸为好，若阳盛者宜意守呼气，延长呼气时间或呼气后略加停顿；若阴盛者宜意守吸气，延长吸气时间或吸气后略加停顿。

3. 阴阳学说在调心中的应用

意念活动有阴阳之分，从意守的内容分，凡思动、思火等是阳性意念，凡思静、思水等是阴性意念。阳盛者宜阴性意守，阴盛者宜阳性意守。从意守的部位分，意念在上或从下而上的属阳，意念在下或从上而下的属阴。凡是要补阳、升阳的，意念向上，可守印堂和百会；凡是要养阴潜阳的，意念向下，可守会阴和涌泉。经络也有阴经和阳经之分，意守阳经可以助阳，意守阴经可以益阴。

4. 阴阳学说在功法选练上的应用

传统气功锻炼有辨时选功之说，认为春夏养阳宜多练动功顺应阳气生发之势，秋冬养阴宜多练静功而养阴潜阳。传统气功锻炼有因人选功之说，认为对体质虚弱、阴阳气血不足者，应以习练静功为主，动功辅之；对体质强壮、阴阳气血不虚者，应以习练动功为主，静功辅之。传统气功锻炼有辨证施功之说，认为应视疾病之阴阳盛衰而选练适宜的功法来调和阴阳。传统气功还有按照方位、地理之阴阳来锻炼的说法。

第三节 健身气功与五行学说

一、五行学说的基本内容

五行学说是我国古代文化的一个重要理论基础。所谓五行，即木、火、土、金、水。五行学说是研究以五行之间的生、克关系来阐释事物之间相互联系的学说。五行学说中的五行有更广泛的涵义。如"木"有曲直生长的特征，因而把具有生长、升发、条达舒畅等作用或性质的事物均归属于木；"火"有温热、炎上的特征，因而把具有温热、升腾等作用或性质的事物均归属于火；"土"有生长庄稼、载纳万物的特征，因而把具有生化、承载、受纳作用或性质的事物均归属于土；"金"有变革的特征，因而把具有清洁、肃降、收敛等作用或性质的事物均归属于金；"水"有滋润和向下的特征，因而把有向下运行，滋润、凉寒等作用或性质的事物均归属于水。这样就把自然界千变万化的复杂事物或现象归结为木、火、土、金、水的五行系统内。

五行学说认为事物在五行中并非孤立、静止地存在，而是具有相生、相克、相乘、相侮的关系，这些关系又是按一定的方向和序列顺序不断地使事物发生、发展和变化。

（一）相生和相克

相生，是一行事物或现象对另一行事物或现象有滋生、助长、促进的作用。五行相生的次序是：木生火，火生土，土生金，金生水，水生木，如环无端，循环不停（图 5-1）。其中每一行都有"我生"和"生我"两个方面，如以木为我，则我生为火，生我为水。相克，是一行事物或现象对另一行事物或现象有抑制、制约的意思。五行相克的次序是：木克土，土克水，水克火，火克金，金克木，如环无端，循环不停（图 5-1）。其中每一行都有"克我"和"我克"两个方面，如以木为我，则克我为金，我克为土。

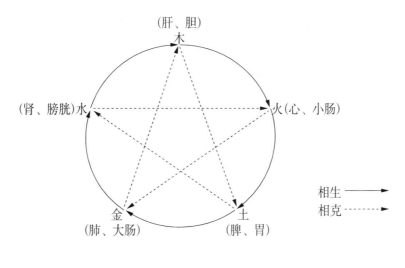

图 5-1

五行学说认为，事物间相生、相克的同时还存在着"生中有制""克中有生"的联系和作用。"生中有制"，指五行相生过程中也存在着克制，如金生水，水生木，金又克木；"克中有生"，指五行相克过程中也存在着相生，如木克土，土克水，水又生木。五行学说正是通过五行之间这种错综复杂的联系和作用，从而探索、阐释事物之间的协调平衡性、整体性和统一性。

（二）相乘和相侮

相乘，乘是以强凌弱或乘虚而袭之。相乘是一行对另一行克制太过或是一种相克超过正常的范围。相乘与相克的方向次序一致：木乘土，土乘水，水乘火，火乘金，金乘木。其中任何一行都有"乘我"和"我乘"两个方面，如以木为我，则乘我为金，我乘为土。相侮，亦称反克，指五行中某一行盛衰超出正常范围而引起与五行相克方向相反的克制。如木侮金，金侮火，火侮水，水侮土，土侮木。其中任何一行也会出现"侮我"和"我侮"两个方面，如以木为我，则侮我为土，我侮为金。

相乘和相侮都是事物间存在的不正常现象，两者之间既有区别又有联系。两者的区别是：相乘是按五行相克次序发生过强的克制而形成的生克制化异常，相侮是与五行相克次序发生相反方向的克制而形成的生克制化异常。两者之间的联系是：在发生相乘时，也可同时发生相侮；发生相侮时，也可同时发生相乘。如木过强时，既可以乘土，又可以侮金；金虚时，既可受到木的反侮，又可受到火的相乘。

二、五行学说在健身气功中的应用

（一）健身气功中事物的五行属性

健身气功把人的生命活动所表现出来的复杂事物和现象，按五行的特征用分析、归类、推演络绎的方法进行分类。譬如，五脏按五行的特征取象比类，肝喜条达，有疏泄功能，归属于木；心有温煦功能，归属于火；脾能运化水谷，化生气血，归属于土；肺宜清肃宣降，归属于金；肾主水，藏精，归属于水，从而可以通过五行间生、克、乘、侮的联系来认识、阐释和探索五脏中各脏的变化及相互间的联系。根据"有诸内者，必形诸外"的观察分析，健身气功不仅把对人体健康有影响的自然界的季节、气候、方位、味道、颜色以及生物的生死变化等现象归属于五行，而且把人体脏腑、五官、形体、情志、声音等也分别归属于五行（表5-1）。

表 5-1　五行属性归类表

自然界						五行	人体						
五味	五色	五方	五化	五气	五季		五脏	五腑	五官	五形	五志	五声	五藏
酸	青	东	生	风	春	木	肝	胆	目	筋	怒	呼	魂
苦	红	南	长	暑	夏	火	心	小肠	舌	脉	喜	笑	神
甘	黄	中	化	湿	长夏	土	脾	胃	口	肉	思	歌	意
辛	白	西	收	燥	秋	金	肺	大肠	鼻	皮毛	悲	哭	魄
咸	黑	北	藏	寒	冬	水	肾	膀胱	耳	骨	恐	呻	志

根据五行的属性，说明养生过程中人体内部各组织器官及其功能以及人体与自然环境具有和谐统一的关系。以肝为例，肝属木，春季，东方、胆、目、筋、怒、魂等亦属木。春季，东方春风催生、天气温暖、木性条畅，肝气也喜舒畅疏泄，肝气若郁结则病，怒则气郁，伤肝，因此春季养生练习时应面朝东方，以舒肝理气为主，以疏通肝、胆经络为辅，达到疏泄肝胆、防治眼疾、舒展筋腱和防止肝气横逆上冲的目的。其他诸脏腑组织器官，按五行的属性亦有类似的养生对应关系。再以五行中情志调节为例，夏季属火属心，应排除忧、愁、思、恐、喜等过极伤心的情志，以滋养心脏、舒心平血为主；长夏季属土属脾，应排除思虑过度，以调理脾胃健脾健胃为主；秋季属金属肺，应排除悲、忧，以调息养肺为主；冬季属水属肾，应排除惊、恐，以滋阴壮阳、固元养肾为主。以上是古人在长期的养生实践中，结合五行属性对养生实践的认识和总结，对健身气功实践具有重要的指导意义。

（二）健身气功中事物之间的五行联系

健身气功根据五行生克制化的规律，阐释、探索人在健身养生过程中肝、心、脾、肺、肾五个系统之间相生相成、相克相制、生中有制、克中有生的联系。认为：

五行中相生相成的联系对应人体五脏时，肝生心、心生脾、脾生肺、肺生肾、肾生肝，上下荣养，昼夜流转，有环无端，无有休息。

五行中相克相制的联系对应人体五脏时，肝克脾、脾克肾、肾克心、心克肺、肺克肝，依次相克相制，昼夜流转，不使上亢过盛为害。

五行中生中有制的联系对应人体五脏时，肝生心，肝又克脾；心生脾，心又克肺；脾生肺，脾又克肾；肺生肾，肺又克肝；肾生肝，肾又克心。依次生中有克，以防生之太过或不及，从而维持着脏腑间相对的动态平衡。如肝藏血足以济心阳，心阳足以温脾去湿，可是脾喜燥，而肝的阴血过强又对脾阳运化不利，因此，要遵循"抑木扶土"的原则，在健身气功实践中要坚持练习有利于疏肝、舒心、健脾、平肝和胃的功法，以调理肝、心、脾。

五行中克中有生的联系对应人体五脏时，肝克脾，脾克肾，肾又生肝；心克肺，肺克肝，肝又生心；脾克肾，肾克心，心又生脾；肺克肝，肝生脾，脾又生肺；肾克心，心克肺，肺又生肾。依次克中有生，以防克之太过或不及，从而维持脏腑间相对的动态平衡。

健身气功根据五行生、克、乘、侮的规律，认为人体生命活动过程中机体各组织器官或生理功能之间，不仅可以通过生克制化维系生命活动正常的动态平衡，而且也可以通过相乘或相侮引起生命活动的不正常现象，导致机体脏腑组织器官的器质和功能产生不平衡、病变或衰竭。同时还认为，运用五行学说生、克、乘、侮的观点和方法设计功法技术并进行锻炼，可使肝、心、脾、肺、肾得到彼此联系和滋补，从而维护机体内部的协调与稳定，保持人体的健康生命状态。健身气功·六字诀科学测试表明，通过分别与人体肝、心、脾、肺、肾、三焦相对应的"嘘、呵、呼、呬、吹、嘻"六种特定吐气发声的锻炼，可以起到有效调整脏腑气机平衡的作用。

第四节　健身气功与脏象学说

一、脏象学说的基本内容

脏象学说是研究人体脏腑的生理功能、病理变化及其相互关系的学说。脏，是指人体内部器官，包括五脏六腑和奇恒之腑，统称脏腑；象，亦谓征象，指人体脏腑正常生理和发生病变时反映在外表的征象。

（一）五　脏

五脏（心、肝、脾、肺、肾）的共同生理特点是化生和贮藏精气，但它们又有其不同的生理功能。

心位于胸腔内，在两肺之间，稍偏左，主要功能是主血脉和主神志。心主血脉是指心气推动血液在脉里循环往复，使五脏六腑、四肢百骸得以血液濡养，以维持生命活动。心主神志是指心主宰人的精神活动并维持其余四脏的生理功能，实质是大脑的功能，中医学把它归入心的范围。

肺位于胸腔内纵膈两侧，分为左右两肺，左肺两叶，右肺三叶，主要功能是肺主气、司呼吸。吐故纳新是由肺来完成的，故肺司呼吸。肺主气，一方面指主呼吸之气，另一方面指肺有调节全身气机的作用，即主一身之气。

脾位于中焦，在膈之下，和胃相表里，主要功能是主运化、主统血和主升清。脾主运化是指脾有消化、吸收、运输水谷精微等营养物质的功能，包括运化水谷精微和运化水湿两个方面。脾主统血是指脾有统摄血液运行，不致溢出脉外的作用。脾主升清是指脾气上升，向上运送水谷精微至肺，从而营养全身。

肝位于腹腔右肋里，主要功能是主藏血和主疏泄。肝主藏血是指肝有贮藏血液、调节血量和防止出血的功能。肝主疏泄是指肝气本身具有疏展、升发的运动特性，能保持全身气机调畅，对脾胃运化功能、情志变化、胆汁排放、女子月经、三焦疏利等影响较大。

肾位于脊柱的两侧，紧贴腹后壁，主要功能是藏精、主水液和主纳气。肾藏精是指肾对于精气的闭藏，不使其无故流失，对人体的生长、发育和生殖有重要作用，并且有调节人体的代谢和生理功能活动的作用。肾生水主要是指肾中精气的气化功能，对于体内津液的输布和排泄，维持体内津液代谢的平衡，起着重要的调节作用。肾主纳气是指肾能帮助肺完成深吸气，吸入之气下纳于肾，对人体呼吸有重要意义。

（二）六　腑

六腑（胆、胃、小肠、大肠、膀胱、三焦）的共同生理功能是：将食物腐熟消化，传化糟粕。其各自的生理功能是：胆的主要功能是贮存和排泄胆汁，胆汁直接有助于饮食物的消化，故居六腑之首；胃的主要功能是受纳和腐熟水谷，受纳是接受和容纳的意思，腐熟是饮食物经过胃的初步消化形成食糜的意思；小肠的主要功能是受盛、化物和泌别清浊，受盛即以器盛物的意思，化物即消化、化生的意思，泌别清浊即将经过小肠消化后的水谷精微和食物残渣分别加以吸收和向大肠输送；大肠的主要功能是传导糟粕，即大肠接受经过小肠泌别后所剩下的食物残渣，再吸收其中多余的水液形成粪便，经肛门而推出体外；膀胱的主要功能是贮藏和排泄尿液；三焦的主要功能是通调水道和元气，上焦主气的升发和宣散，中焦主消化，下焦主排泄糟粕和尿液。

（三）奇恒之腑

奇恒之腑（脑、髓、骨、脉、胆、女子胞）在功能上不是饮食物消化排泄的通道，而且贮藏精气，与脏的生理功能特点相类似。髓为精汁之清者所化，脑为髓之海，骨为身体之支架，髓充养脑和骨；脉为血之府，是血液运行的通道，营气和血是谓脉；胆盛精汁，与胃肠等腑有别，故又列为奇恒之腑；女子胞即子宫，是发生月经和孕育胎儿的器官。

二、脏象学说在健身气功中的应用

健身气功锻炼离不开脏象学说的指导，健身气功的调心、调息、调身是通过协调脏腑的功能，达到调和阴阳的目的。

古人认为，"心者，君主之官，神明出焉"，故有人称调心为调神。健身气功的调心是通过意守、观想等方法，以调节心理活动，从而使思想入静、机体松弛、呼吸平稳，发挥心主血脉和心主神志的作用。五脏主五志，情志太过病及五脏，喜伤心、悲伤肺、思伤脾、怒伤肝、恐伤肾，《类经》说"情志之伤，虽五脏各有所属，然求其所由，则无不从心而发"。健身气功通过调心的意念活动，使心主血脉和心主神志的功能增强，达到协调诸脏腑，使其安和的作用。调心同肾脏关系密切，神之物质基础是精气，肾主精，藏元气，只有精气充足，才使心主神志功能正常，神机旺盛。"性命双修"中的修性是以炼神为主，要使心静则"神全"，而后才可"性现"。《素问·上古天真论篇》说："恬淡虚无，真气从之，精神内守，病安从来。"

调心有意守丹田之法。下丹田是肾脏、脾脏之所在，是人之元阴元阳所在，意守下丹田可以培补肾之元气；可以交通心肾，使心火下降以温暖肾水之寒，肾水上济以滋养心阴；还可以通过真气作用使脾胃、大小肠的功能得到增强。调心方法中还有意守命门法，与意守丹田具有相辅相成的作用，尤其能补命门之火，使肾中元阳发挥对全身的温阳作用。

健身气功中的调息同肺和肾关系密切。肺主一身之气、司呼吸，调息是通过肺脏的呼吸运动而进行的基本练功方法，调息不仅使体内浊气排出体外，更使清气入内与水谷精微之气合成宗气，随肺营灌全身。呼吸之气和宗气等称后天之气，与肾之先天元气合成真气。气功锻炼就是要增强人体的真气，发挥真气"扶正祛邪"的生理效应。调息还能增强"肺朝百脉"的功能，推动气血在全身的运行。"肾主纳气"在调息中也发挥着重要作用，肾为气之根，只有肾纳气功能正常，才能进行深、长、匀、细的呼吸；反之，进行深、长、匀、细的调息方法亦可诱导肾纳气的功能增强，使气沉丹田，后天之气和先天之气结合，培补元气。

健身气功中的调身能增强脏腑的功能，尤其是周身导引的动功。调身能促进心主血脉和肺主气的功能，使全身气血和畅、周运全身。调身还能增强肝主疏泄的功能，舒展的练功姿势和调心相配合，可使肝气条达舒展，气机通畅。脾主四肢肌肉，调身中的四肢、肌肉运动能提高脾胃的运化功能，使水谷精微源源不断地输送和营养全身。另外，调身也促进肝主筋、肾主骨的功能，所谓内练精、气、神，外练筋、骨、皮就是这个意思。如八段锦的单举臂，五禽戏的熊戏都有调理脾胃的功效。

第五节　健身气功与经络学说

一、经络学说的基本内容

经络是经脉和络脉的总称，是运行全身气血、联络脏腑肢节、沟通上下内外的通路。经络学说是研究人体经络的生理功能、病理变化及其与脏腑相互关系的学说。人体通过经络把气血输布于脏腑、四肢百骸和诸窍，经络畅通则可保证行气血、营阴阳，从而使人体各部分的功能活动保持协调和相对的动态平衡。可见，经络对调和人体气血、维系阴阳平衡具有总调控的作用。经络虽然没有解剖实体，但经络学说是中医学的基本理论，也是气功学说的理论依据。

经络系统的主要内容有十二正经、奇经八脉等。

十二正经是手、足三阴经和手、足三阳经（图 5-2）。

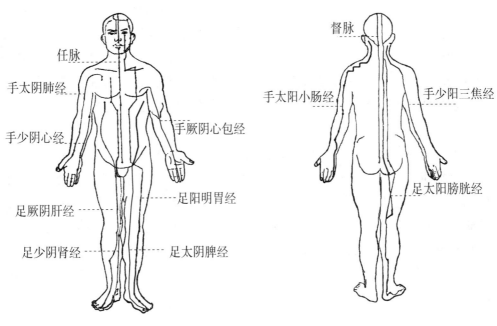

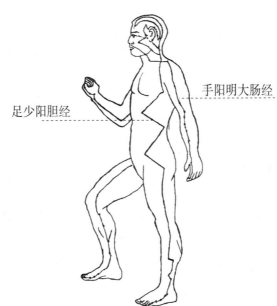

图 5-2

十二正经中，每个经脉分别隶属于人体一个脏或一个腑，且左右对称地分布于人体两侧。十二正经与奇经八脉及分支络脉在人体内纵横交错，里通脏腑，外达肢节，上通头，下达脚，把人体网络联成一个整体。十二经脉中气血的运行是循环贯注、首尾相连、如环无端，其流注次序如表5-2所示。

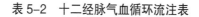

表5-2　十二经脉气血循环流注表

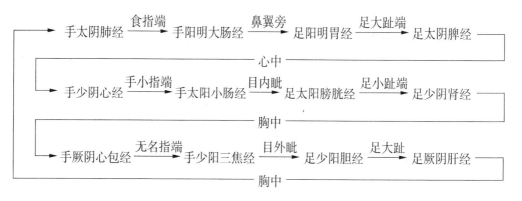

奇经八脉是督脉、任脉、冲脉、带脉、阴跷脉、阳跷脉、阴维脉、阳维脉。奇经八脉虽与脏腑没有直接关系，但与十二经脉纵横交接，对十二经脉具有调节、疏通作用，其中任、督二脉至关重要。中医学把任、督二脉与十二经脉合称为"十四经"。任、督二脉皆起于胞中，下出会阴，而后任脉经阴阜循行于腹、胸中线，上经口唇、沿面颊分至目眶下；督脉则络阴器，"贯脊属肾"，循行于脊背正中线，经百会穴、额、鼻部至上唇。任督二脉循行于人体一前一后，前后相连，贯阳通阴，总督总调人体阴阳诸经，通调人体阴阳气血平衡。

二、经络学说在健身气功中的应用

健身气功学说认为，人体的气、血、津液等主要通过经络系统输布全身后，才能发挥其营养脏腑组织器官，抵御外邪和保卫机体的作用，因此经常有目的的适度活动经络，可以起到疏通经络、调节脏腑机能，从而达到强健机体、延缓衰老的作用。健身气功很多功法就是在经络学说的指导下进行练功强身的。如健身气功·五禽戏中"鹿奔"动作要求身体背部形成"竖弓"和"横弓"，其意就是在通过整个脊柱后弯，内夹尾闾，后凸命门，打开大椎，从而疏通督脉之经气，振奋全身之阳气。健身气功很多功法还要求把注意力集中于某些腧穴（腧穴是指人体具有传输和输注气血的空隙和聚集点）进行锻炼，如头部的印堂，胸部的膻中，腹部的神阙、气海，腿部的足三里，脚底的涌泉穴等。健身气功这种将注意力集中于某一腧穴进行锻炼的方法，不仅能够有效地帮助练功者调心入静，而且还可调整特定经络气血的功能活动，达到强身健体的目的。此外，还有很多健身气功功法强调以意引气循经络运行以达健身的作用。总之，健身气功锻炼的一个重要方面是通过循经的导引行气等方法，或者通过意守和点、按、拍、打等方法作用于特定穴位，达到疏通经络、协调脏腑、调畅气血、平衡阴阳、健康长寿的目的。健身气功常用穴位见表 5-3。

表 5-3 健身气功常用穴位表

身体部位	穴 名	所属经脉	分布位置
头	百 会	督 脉	头顶正中，两耳尖连线中点
	印 堂	经外奇穴	两眉头连线中点，正对鼻尖
	太 阳	经外奇穴	眉梢与目外眦之间向后约 1 寸凹陷处
	人 中	督 脉	上唇人中沟上 1/3 处
	承 浆	任 脉	下唇沟正中凹陷处
颈	玉 枕	足太阳膀胱经	枕外粗隆上缘外侧
	风 池	足少阳胆经	头颈后两侧发际凹陷处
	天 柱	足太阳膀胱经	平哑门旁开 1.3 寸斜方肌外缘凹陷中
背腰胸	大 椎	督 脉	第七颈椎棘突下凹陷处
	命 门	督 脉	第二腰椎棘突下凹陷处
	肾 俞	足太阳膀胱经	命门旁开 1.5 寸
	膻 中	任 脉	两乳头连线中点

(续表)

身体部位	穴 名	所属经脉	分布位置
腹	中 脘	任 脉	脐上 4 寸
	神 阙	任 脉	肚脐中
	气 海	任 脉	肚脐下 1.5 寸
	关 元	任 脉	肚脐下 3 寸处
裆髋	会 阴	任 脉	前居二阴连线中点
肩	肩 井	手阳明大肠经	肩端，平举肩时前上方凹陷处
臂	曲 池	手阳明大肠经	肘弯横纹桡侧端凹陷处
	内 关	手厥阴心包经	仰掌腕横纹上 2 寸
手腿	劳 宫	手厥阴心包经	握拳，中指尖所点处
	足三里	足阳明胃经	膝下 3 寸，胫骨前嵴外侧
	承 山	足太阳膀胱经	腓肠肌腹下出现尖端凹陷处
	委 中	足太阳膀胱经	膝后窝横纹中央
	三阴交	足三阴经上	内踝尖上 3 寸，胫骨内侧后缘处
足	太 溪	足少阴肾经	内踝后，跟骨上凹陷中
	太 冲	足厥阴肝经	足第一、二跖骨结合部之前
	涌 泉	足少阴肾经	足心人字纹头凹陷处

（注：1 寸，拇指最宽指节处为 1 寸的尺度）

第六节　健身气功与精气神学说

一、精气神学说的基本内容

　　精气神是构成生命活动的物质基础，是组成和维持人体生命活动的根本要素。俗话说："天有三宝日月星，地有三宝水火风，人有三宝精气神。"精气神学说是研究精气神与人体生命活动关系的学说，在健身气功学说中占有特殊重要的地位。

（一）精

精是构成人体的基本物质，是人体各种机能活动的物质基础，是人体各种营养物质的总称。精有狭义、广义之分。狭义的精，即是通常所说的生殖之精；广义的精，泛指一切精微物质，包括气、血、津液和从饮食物中摄取的营养物质。精又有先天和后天之分。先天之精是禀受于父母的生殖之精，是生命之源；后天之精是指水谷等营养物化生而成的精。先天之精和后天之精是相辅相成的，先天之精依赖于后天精气的不断培育和充养，才能发挥生理效应；后天之精又依赖于先天之精的活力资助，才得以化生不息。

（二）气

气是濡养人体的精微物质，是推动人类生命活动的根本动力。人体的气有先天气和后天气两种。先天气又称元气，是人体最基本、最重要的气，是人体生命活动的原动力。它是来自于父母的精气，但必须得到后天水谷精气和呼吸之气的不断补充与滋养，才能发挥其推动人体的生长和发育，温煦和激发各个脏腑、经络等组织器官的生理功能。后天之气包括宗气、营气和卫气等，是由水谷之精气和自然界的清气运化而成。宗气是由脾胃化生的水谷之精气和肺吸入的自然界的清气相结合而成，它不仅能上出息道，以司呼吸，发声音，而且又能贯血脉，以推动和调节心脏的搏动，还能靠肺的肃降作用，蓄于丹田。营气是指行于脉中富有营养作用的气，主要来自脾胃运化的水谷精气，由水谷精气中的精华部分所化生，具有营养并化生血液的生理功能。由水谷精微化生而来且行于脉外的气称为卫气，其主要生理功能除能够护卫肌表、防御外邪入侵和温养脏腑、肌表、皮毛等，还能够调控腠理的开合、汗液的排泄以及维持体温的恒定。

（三）神

神是指人的思想意识活动和内在脏腑精气在外的表现。它是在精、气的基础上产生的，因此同样具有物质基础。神依赖气和形体的存在而体现其作用，整个机体从大脑到内脏，从五官七窍到经络、气血、精、津液以及肢体的活动，无不依赖神的作用而维持其正常生命活动。古人有"得神者昌，失神者亡"的论断，可见神在人体生命活动中的重要性。神可分为"元神"和"识神"两种。"两精相搏谓之神"，这个神是接收了父母之精在胚胎时即已形成，是先天之神，称为"元神"。它具有不受人的精神意识、思维活动的支配而主宰生命活动的功能。"识神"系指人的精神、意识、思维，实质上是指人的大脑功能，是大脑对外界事物的反映，它主宰着人的一切精神心理活动与行为活动，影响着整个人体各方面生理功能的协调平衡。"元神"是"识神"的基础，又靠后天精、气滋养,抑制"识神"，保护"元神"，从而发挥"元神"所固有的潜在作用。

二、精气神学说在健身气功中的应用

精气神三位一体，相互为用、相互促进、相互转化，正如古代养生家所说："积神生气，积气生精，炼精化气，炼气化神。"健身气功锻炼对精气神三者的相互滋生和转化有着明显的促进作用。

健身气功锻炼人体的精气神，各种功法方法不一，但大多是通过疏通经脉，炼气以养，涵养精神等逐步实现的。通过对人体身上的一些经络、穴位和人体上、中、下三个丹田，特别是对以"两肾为中心"的下丹田以及膻中、劳宫、涌泉等经穴的意守、存想和特定的呼吸法的锻炼、调节来实现。意守以脐为中心腹部丹田的锻炼，主要是加强对"神、气"的锻炼。意守命门、关元、会阴的锻炼，除具有炼神气的作用外，重点是"炼精"。而意守劳宫、涌泉的锻炼，则更有利于诱导"清气上升""浊气下降"……由于以脐为中心的丹田与两肾和全身的脏腑、经络都有密切联系，这就决定了它们的特殊地位和重要作用。

健身气功非常重视养生炼气，通过炼气以养，增强人体气化（气化指气的运动和变化），使全身之气充沛。人体的气具有很强的活力，流行于全身，无处不有。气的升降出入运动称为"气机"。气机畅通，气才能在脏腑、经络、四肢、诸窍中川流不息，维系、推动、激发、协调、平衡人体的各种生理功能。气机的升降出入运动畅通无阻，机体则健旺。否则，气机失调，即气机的升降出入运动受阻，机体就会出现"气滞""气逆""气陷""气结""气郁"和"气闭"

等病理状态。气机运动一旦止息，生命活动也就会终止。可见，气是维持人体生命活动的最基本物质。健身气功养生炼气，一是通过导引、行气、按摩等方法激发和培补元气，二是结合各种调神、调息、练形的方法来增强人体气化功能和促使气血运行。

健身气功锻炼中，尤其重视对"神"的保养。健身气功一直把同源、同生、同时存在的形和神看做人体生命活动中统一整体的两大要素，主张"形神共养"。认为只有"形与神俱"，才能"尽终其天年"。所谓"形神共养"，是指健身气功实践中同时注重形体养护和心神调摄，既要使形体健康，又要使心神健旺，还要使形体与心神协调、均衡地发展。修身以立命养神，存心以安心养性，如此长期锻炼，可以培养和陶冶人的高尚情操，达到精盈、气充、神合的修身养性目的。

思考题

1. 简述健身气功的整体观。
2. 简述阴阳和五行学说的基本理论及其在健身气功中的应用。
3. 简述脏象和经络学说的基本理论及其在健身气功中的应用。
4. 简述精气神学说的基本理论及其在健身气功中的应用。

第六章　健身气功的
生理学心理学基础

内容提要： 生理学、心理学是重要的生命科学分支，也是构成健身气功现代科学理论的基础。本章从分析健身气功的生理学、心理学入手，分别阐述了健身气功的生理、心理作用及其效应。

第一节　健身气功的生理学分析

一、人体生理调节机制

生理学是研究生物体生命活动规律的科学。人体生理学是研究正常人体功能活动规律及其原理的科学，是医学的重要基础学科之一。生理学认为，人体是个复杂有机体，是由许许多多的细胞构成的。在人体内，这些细胞彼此分工明确地完成人体的生命活动。细胞由于分工、机能的不同，引起形态结构的变化。形态、结构和功能相似的细胞借助它们之间的间质集合在一起构成组织。几种不同组织结合在一起构成行使一定功能的器官。几种器官依次配合在一起，构成互相配合、执行连续生理活动过程的系统。这种复杂的人体结构在功能上高度分化，不同细胞、组织、器官和系统都各有其特殊功能。但当人体内、外环境发生变化时，人体总是以一个协调的整体产生相应的反应，使自己的功能活动与环境的变化相适应。人体之所以产生这种适应性的反应，是由于人体内存在神经、体液等调节机制实现的。

（一）神经调节

神经调节是人体内最重要的调节机制，它直接或间接地调节机体各器官、系统的功能，以适应体内外环境的变化，维持生命的稳态。人体内环境各种功能保持在正常范围内就是健康，偏离正常值则为亚健康，而平衡遭受破坏即是患病。相反，内环境平衡功能得到修复，机体由疾病重获健康则为康复。神经系统由中枢神经和遍布全身的周围神经组成。中枢神经包括脑和脊髓。周围神经有两种划分方法，按解剖结构可分为脑神经和脊神经，按功能可分为感觉神经、运动神经和支配内脏器活动的植物性神经，植物性神经又可分为交感神经和副交感神经。

反射是生理调节的一种方式，是指在中枢神经系统的参与下，机体对内外环境变化产生的适应性反应。反射分为非条件反射和条件反射，前者是指由遗传因素决定的，先天固有的反射，例如由食物刺激引起的吞咽反射；后者是指在非条件反射的基础上，经过后天学习而获得的，由条件刺激引起的反射，例如由于联想到梅子的酸涩而形成的"望梅止渴"。通过建立条件反射，使大量无关刺激成为预示性的信号，从而极大地提高了人或动物适应环境变化的能力，故条件反射比非条件反射更具有适应性意义。反射的基本构成是反射弧，它有 5 个环节：感受器→传入神经→神经控制中枢→传出神经→效应器。按此概念，神经信息由感受器传到效应器，反射即告结束，反射可看做是一个开环调节过程。如将反射弧的五个环节首尾相接，使效应器的当前功能活动信息，通过某种神经或体液途径回馈给控制中枢，进而对效应器的输出活动产生影响，这是一个闭环调节，构成了反馈调节。

当输出变量发生偏差（如血压偏高或偏低）时，反馈信息使控制系统的作用向相反效应转化（兴奋→抑制；抑制→兴奋），称为负反馈。负反馈具有双向性调节的特点，故对机体功能活动及内环境理化因素的相对稳定起着重要的调节作用。正反馈是指反馈信息使控制系统作用不断加强，直至发挥最大效应。例如排尿过程，膀胱逼尿肌收缩，尿液流经尿道时，刺激尿道感受器，使排尿中枢活动加强，膀胱逼尿肌收缩更加强，尿液排出增加，又使尿道感受器进一步感受刺激，从而通过中枢作用，使膀胱逼尿肌进一步收缩，直至尿液排完为止。正反馈的数量较少，如排便、射精、分娩等都属于正反馈。负反馈调节的特点是只有输出信号出现偏差以后才发挥作用，因此其纠偏总要滞后一段时间，而且易于矫枉过正从而产生一系列波动。实际上，正常机体在环境因素不断干扰下，能保持良好稳态。研究证明，干扰信号还可直接通过体内的感受装置作用于控制部分，对受控部分的效应可能出现的偏差及时发出纠正信号，做到防患于未然。干扰信号对控制部分的这种直接作用称为前馈。例如，运动员进入比赛场地，通过各种视觉、听觉刺激，以条件反射方式发动神经系统对心血管、呼吸和骨骼肌等器官活动进行预先的调整，以适应即将发生的代谢增强的需要，这就是前馈性控制的表现。

(二) 体液调节

人体内含有大量的液体总称体液。全身体液总量占体重的 60%~70%。其中存在于细胞内的体液称细胞内液，是构成细胞原生质的主要成分；存在于细胞外的液体称细胞外液，它包括位于组织、细胞间隙中的组织液和血液中的血浆。体液调节主要指人体内分泌细胞分泌的各种激素，通过血液循环而特异性地作用于某些器官和细胞 (称为靶器官和靶细胞)，调节人体的代谢、生长、发育、生殖等生理过程。此外，组织细胞所产生的一些化学物质或代谢产物，可以在局部组织液内扩散，从而改变附近组织细胞的活动,称为局部体液调节。体液调节的特点是缓慢、广泛而持久。大多数内分泌腺是直接或间接受中枢神经系统控制，在这种情况下，体液调节成为神经调节的一个环节，相当于反射弧传出通路的一个延伸部分，称为神经—体液调节。

二、应激反应

所谓应激，是指机体对各种内、外界刺激因素所做出的适应性反应的过程。简单的说，可以把应激理解为压力或刺激。应激源是指能引起全身性适应综合症或局限性适应综合症的各种因素的总称。简单的说，应激源就是那些能引起应激的各种应激物。它可以是物理的，如冷、热、外伤等；可以是生物的，如病菌的侵入等；可以是心理的，如工作压力等；乃至是社会的，如重大生活事件等。当人受到应激源刺激时，人就会产生一种相应的反应，并在新的情况下逐渐地适应。如果人不能适应这种刺激，就可能在生理上或心理上产生异常，甚至可能发生疾病。应激致病可以分成三个时程：第一阶段，在应激源的刺激下，机体自身防御机制被初步激活，其标志是肾上腺髓质和肾上腺皮质激素的大量分泌；第二阶段，机体功能在被抬高的水平上超常运转，竭力保持内环境的稳定，并逐步提高对应激源的抵抗，力图战胜应激源的刺激；第三阶段，当机体动员全部潜能仍无力战胜应激源时，健康稳态即遭破坏，身体进入疾病状态。若疾病萌发，仅属于偏离正常标准的亚健康状态，增大神经体液的调节力度即可康复；但当病情加重，机体内环境的平衡已遭破坏，则需对疾病实施药物或其他干预性操作，从而达到祛除病因、消除症状，恢复健康稳态。

三、健身气功的生理调节作用

人体具有神经体液自我调节系统，以几近完美的方式维护着内环境的稳定。健身气功的作用是在神经体液调节的框架下完成的，其对机体的影响不可能超出神经体液调节所能达到的范畴，更不可能促使出现超常人体功能。

健身气功能够改善并增强神经体液系统的调节品质，通过激发人体的自愈能力而非直接消除病因起到祛病康复作用。因此，在疾病的康复过程中要注意与针对病因的临床医疗相互配合，过分夸大健身气功的"奇效"将会延误康复的进程。

健身气功锻炼是一个运用心理的能动性影响生理功能的过程，它通过调心、调息、调身所产生的生理作用，改善机体自我调节功能，增强其自愈能力，以达到健身祛病的效果。

（一）调身的生理作用

调身在动功和静功锻炼中发挥着不同的生理作用。动功的调身是指在意念的引导下进行的全身规律性运动。所谓规律性运动是指将具有特定健身作用的动作组成练功套路，按一定的节奏进行自我锻炼。由于组成套路的动作在平时劳动或体育活动中运用不多，因此，动功套路的导引运动不是简单的反射性运动，也不是形式化运动，而是复杂的意向性运动。每个导引动作都是在神经肌肉调节的广泛活动网络中进行的。首先是由大脑皮层、皮层下基底节和小脑做出运动规划，然后由大脑皮层运动区下达运动指令，再由脑干和脊髓运动神经元负责实施。调身中还要启动各级运动中枢和外周感受器构成的复杂反馈活动，实时纠正动作偏差，确保调身的精度。

静功调身的目的是将身体各个部位保持在最适生理状态，以放松肢体和调整呼吸，从而使大脑迅速进入并保持入静状态。人体生活在地球重力场之中，要维持正常的生理活动，大脑皮层就必须根据本体感受器的上行神经信息，协调全身神经和肌肉系统的活动，时时变换身体的姿势。若不对身姿进行约束和调整，就会使大脑皮层频受上行神经冲动的干扰，难以达到气功锻炼要求的放松和入静。因此，静功通过保持特定肢体姿势不变进行调身的锻炼方法，实际上能使本体感受器上行到大脑皮层的神经冲动减少，从而有助于练功入静。

（二）调息的生理作用

正常情况下的呼吸是一种受控于延髓和桥脑的自动节律性活动，但由于呼吸肌是骨骼肌，也能够直接受大脑皮层的控制做随意性呼吸。因此，调息可分为自动调息和主动调息两种形式。

1. 自动调息

自主呼吸运动的基本意义是保障肺内与外界的气体交换，从而有效地提供机体代谢所需的氧气并排出体内产生的二氧化碳。练功过程中呼吸运动自动配合练功的节奏，静功呼吸缓慢深沉，动功呼吸频率加快、通气量增大，以便保障练功过程的能量代谢需求。这种自动形式的调息过程，是通过神经体液的调节机制实现的。练功过程的代谢活动改变了血液中氧和二氧化碳分压比例，这种变化通过颈动脉和延髓的化学感受器上传，经过呼吸中枢的整合发出调整节律的指令。正常情况下，自主呼吸运动仅受延髓和桥脑呼吸中枢的调控，不向大脑皮层发放激惹性神经冲动。自动调息的这一特点可用来协助练功入静：将静功锻炼的意念集中于呼吸的自动节律上，通过数息或默守等方法，不仅能够使大脑皮层减少因呼吸方式变更而产生的上行神经冲动的干扰，而且已有的意念活动也将随呼吸的自动节律而逐渐单一，直至止念入静。

2. 主动调息

不同呼吸频率和呼吸深度，吸与呼的不同比例，以及呼吸周期与意念和发音的不同组合等，可以构成多种多样的主动调息形式。历代有关调息方法的记述多达50余种，足见主动调息在气功锻炼中的重要地位。主动调息具有定向影响植物神经调节功能的作用。实验显示，长吸短呼的方法不仅造成吸气中枢的兴奋优势，而且这种优势能扩散到整个交感神经系统，造成交感神经系统的兴奋优势；反之，长呼短吸的调息方法将造成呼气中枢的兴奋优势，并进而出现副交感神经系统的兴奋优势。可见，随着呼吸频率及呼吸活动形式的不同，机体的植物性神经功能状态亦不相同。鉴于植物神经系统在机体自我调节功能中的核心地位，调息则可凭借对植物神经功能的作用，将其影响扩大到人体的各个器官和系统。现代医学认为，个人意识无法直接影响内脏器官的活动，患病时只能采用药化或物理手段进行治疗。但实际上，聪明的古人早已巧妙地利用了呼吸的随意性特点，通过对呼吸方式的直接干预，间接地对内脏功能产生影响，达到祛病健身的效果。

（三）调心的生理作用

健身气功通过神经体液调节引发生理和心理效应之间有着良性的相互关系，即良好的生理效应有助于良好的心理效应的出现，而良好心理效应的保持也会促进更好的生理效应。大脑有两个部位与气功锻炼密切相关，一个是前脑额叶，另一个是脑垂体。前脑额叶是人类高级神经活动的场所，不仅控制着人的意识活动，而且参与内脏的功能调节。临床脑电图学的观察资料表明，人在环境安舒、心情愉悦时，α 频段脑波增多；而在焦虑紧张时，则 β 频段脑波增多。说明从颅骨表面记录到的脑电波变化能够反映大脑皮层的功能活动。脑垂体是人体神经体液调节系统的控制中枢，在调控人体生理、心理机能方面具有重要作用。两种由脑垂体管控的神经介质可以把人的身心关系联系在一起，一种是能够产生愉悦感的类吗啡物质，另一种化学物质是去甲肾上腺素。有关实验表明，这两种脑内激素的分泌与情绪有关。当人的情绪愉快、α 脑波增加时，能够促进 β-内啡肽分泌；而当人的心情焦虑、β 脑波增加时，则会促进去甲肾上腺素的分泌。

有关气功锻炼过程脑电频谱分析的研究结果显示：受试者入静时，前脑额叶 α 频段脑波能量增大，并进一步出现全脑 α 节律同步化的现象；受试者对这一时段的回忆则是喜悦甘甜之感。根据练功者入静时的脑波变化和情绪状态分析，调心入静时前脑额叶的神经活动，促使脑垂体增加愉悦感的 β-内啡肽分泌，进而通过遍布全身的受体，改善人体的自我调节功能，增强人体的自愈能力。此外，涵养道德是调心的重要内容，高尚的平稳心态可避免和应对外部环境的应激源，从而防止去甲肾上腺素过多分泌，保持人体的健康稳态。

四、健身气功锻炼的体质效应

体质是评价健康的一个综合的指标，是指机体有效与高效执行自身机能的能力，它是在遗传性和获得性基础上表现出来的人体形态结构、生理机能和心理因素综合的相对稳定的特征。体质测试常用身体形态、机能、素质和运动能力来测量。国内外大量的研究表明，合理有效的健身运动可以改善各项体质参数指标。以身体姿势、呼吸和心理调节为主要特征的健身气功，与其他体育健身项目一样，能够有效地提高习练者的体质。

实验显示，习练"健身气功·易筋经"能有效提高中老年人机体的柔韧性、平衡性、肌肉的力量以及形体活动的灵敏性与准确性，对机体的呼吸机能也有一定的增强作用。对经过 6 个月"健身气功·五禽戏"锻炼的中老年人的测试表明，女性受试者的体脂百分比下降（减肥）；男女受试者骨密度增高，体前屈活动度增大（躯干不僵硬），闭眼单腿站立时间延长（平衡能力强），背力得到增加。中短期的"健身气功·八段锦"锻炼，可有效改善躯干、腰部和臀部的围度，减少这些部位的脂肪含量，并且中老年人练功后的简单反应时、复杂反应时（灵活性）、下肢力量、柔韧性、平衡能力和协调能力等都有所提高。此外，坚持"健身气功·六字诀"锻炼使身体素质和运动能力指标中的快走、握力、侧跳等得到提高，使参加练功的绝经期妇女的体脂率和体脂重也有所下降。由此可见，坚持习练健身气功能够使中老年人的反应速度、肌肉力量、躯体柔韧性、平衡协调能力等素质指标得到显著提高，使肺活量、心率、血压等机能指标获得改善，还能使骨骼的组织形态指标（骨密度）得到增加，从而增强人的体质。

第二节　健身气功的心理学分析

一、健身气功锻炼与认知能力的发展

心理学认为，认知是指人们获得知识和应用知识的过程，这是人的最基本的心理过程。它包括感觉、知觉、记忆、想象、思维等过程。人们获得和应用知识的能力就是认知能力。

（一）健身气功锻炼对智力的影响

智力是一种综合的认知能力。心理学研究表明，人类智力发展的速度并不是匀速的。在人的一生中，智力发展的一般趋势是：13 岁以前智力的发展与年龄的增长几乎等速，以后随着年龄的增长，智力的发展呈负加速变化，18~25 岁时达到最高峰，26~35 岁保持高原水平，35 岁开始有下降趋势。虽然关于智力变化过程中具体的分界年龄存在争议，但人类智力的总体变化趋势不变，即先是上升阶段，然后是维持阶段，最后是下降阶段，说明人类智力的衰退是客观规律。

智力所包含的各种认知能力的发展不是同步的，有的能力发展得早，衰退得相对也早；有的能力发展得晚，衰退也较晚，例如抽象思维能力是发展最晚的认知能力，一般要到中学才进入快速发展阶段，因此，有些人在六七十岁时抽象思维依然相当活跃。当然，智力衰退的早晚也有很大的个体差异，有人五十岁左右智力便出现衰退的迹象，可有的人八十多岁依然思路清晰、头脑敏捷。究其原因，除了遗传等先天因素影响之外，能否科学的用脑，科学的健身、健心是其最重要的影响因素。

人体的智力水平可以在记忆、思维、判断等心理过程的能力上表现出来，而形成这些心理过程的物质基础是人的大脑。人体的智力水平与先天素质，特别是遗传有关，但后天的影响对智力的发展也有不可忽视的作用。由于健身气功长期进行意、气、形的锻炼，致使脑细胞供血充足且处于适度的兴奋状态，便于大脑良好地工作，避免了由于用脑过度和过度兴奋所致的机能紊乱。通过练功入静，大脑得到温合的刺激，大脑细胞得以充分的休息，增强了智力使用的间隙性和稳定性，从而有利于降低大脑耗氧量和排除内外环境的干扰，增强脑细胞的活动。

经课题测试显示，在练习健身气功 3 个月后，老年男子的心算速度、辨别数字符号的速度与练功前相比得到提高；在练功 6 个月后，不仅辨别数字符号的速度、动作反应速度与练功前相比增快，而且心算能力也得到了进一步提高。老年女子在健身气功锻炼 3 个月后，与练功前相比心算速度得到增快；在练功 6 个月后，动作反应的速度得到提高，记忆两位数字的能力得到明显加强。这些研究结果提示我们，长期有规律地练习健身气功对延缓中老年人智力的衰退速度有一定帮助。

（二）健身气功锻炼对注意力的影响

注意是心理活动对一定对象的指向和集中，是人能否顺利进行各种心理活动的保证。虽然注意力不是独立的认知过程，但任何心理过程的产生、发展和结束都离不开注意的参与。其中注意的稳定性更是影响我们工作效率的一个重要因素。对中老年人练习健身气功前后的比较发现，健身气功在改善、提高中老年人注意稳定性方面具有良好作用。健身气功锻炼在意守时，要求练功者将意念活动锁定在身体的某一特定部位或事物上，同时要不受其他对象的干扰，这种有选择的意念集中就是注意。现代生理学与心理学研究还发现，健身气功的入静状态有别于一般的清醒状态，也不同于一般的安静状态，既不同于睡眠状态，也不同于昏沉状态，而是一种特殊的心理状态。其特征是：思维活动单一化，杂念减少甚至消失；注意集中而稳定；心平气和、情绪安定、舒适惬意；对内外环境刺激减弱，甚至消失。由此可见，练功者通过练功不断地达到入静状态，对提高练功者的注意品质有一定的帮助。

（三）健身气功锻炼对想象力的影响

想象是人类高级的认知活动，是在头脑中对已形成的各种表象进行加工改造形成新形象的过程。例如练习"健身气功·五禽戏"的虎戏时，练功者要想象自己是一只深山丛林中的老虎，威风凛凛，正在伸腰磨爪，意欲捕食；练猿戏时，要想象自己是丛林中的一只猿猴，机灵活泼，正在攀岩荡藤，自由自在；练鸟戏时，要想象自己是江边的一只仙鹤，超凡脱俗，正在展翅起舞，马上就要飞翔……可见，五禽戏锻炼时要把头脑中已有的虎、猿、鹤等动物的表象提取出来，然后对其进行想象加工，建立新的完整、正确的动作表象。长期进行此类锻炼，能充分调动脑细胞的活力，有效改善和提高大脑想象的灵活性和协调性。认知能力的衰退就其本质来说就是脑机能的衰退，因此让脑细胞活跃起来可以有效地延缓认知能力的衰退。这在对健身气功锻炼的实验研究中得到证实，参加易筋经锻炼6个月的中老年人的智力生理年龄平均年轻2.45岁，老化度有所降低。当然这种研究是对比研究结果，并不证明人的智力衰退总体规律是可以改变的，只说明通过健身气功锻炼可以有效地延缓认知能力的衰退。

二、健身气功锻炼与人的情绪调节

人非草木，孰能无情？人生活在社会中，总是会不断地体验各种情绪状态，或喜或悲，或忧或惧。由此可见，情绪变化可影响到人们的生理变化，并对人的身心健康产生重要影响。

（一）情绪与健康的关系

心理学研究发现，在情绪的形成过程中，有一个必不可少的基本要素，即生理的变化。人在强烈的情绪状态下，身、心之间将产生巨大的张力，身体的各个系统，从呼吸系统、循环系统、消化系统到内分泌系统，从新陈代谢到肌肉组织都会发生一系列明显的变化，这种变化很容易诱发身体功能的失衡。祖国医学关于这个问题也早就有内伤七情（喜、怒、忧、思、悲、恐、惊）的论述，强调内脏的疾患与七情失调（刺激过度或持续过长）关系密切。《素问·阴阳应象大论》

认为"喜伤心""怒伤肝""忧伤肺""思伤脾""恐伤肾"，并指出情志的变化能够使气发生变化。故有"怒则气上，喜则气缓，悲则气消，恐则气下……思则气结"等论述。

现代健康心理学认为，一个心理健康的人并不是整天都会处于愉快的情绪状态之中，而是其基本的情绪状态是开朗乐观的。这犹如正常的体温每天都在37℃这条基线上下轻微波动一样，心理健康者的情绪状态也是以开朗乐观为基线的。更为重要的是，一旦出现消极的情绪状态，心理健康者能迅速地调节自己，将心境调整到正常基线。因此，学会如何调控自己的情绪，以及加强自己调控情绪的能力，是提高自身心理健康水平的有效途径。

（二）健身气功锻炼对情绪的改善

运动心理学研究发现，不同的锻炼方式对中老年人心理功能的影响效果也不同。例如骑自行车、游泳、慢跑等项目的锻炼对促进中老年人认知功能的提高效果明显，而健身气功等中国传统养生健身方法对调节中老年人情绪状态的效果则更佳。对健身气功锻炼前后受试者的心理健康状况进行综合评价发现，通过3个月或6个月的健身气功锻炼，练功者在恐怖、人际、抑郁、焦虑、敌对等情绪指标上都有不同程度的改善。

（三）健身气功锻炼改善情绪的心理学解释

现代心理学对情绪的研究发现，人的生理唤醒程度、人对环境及自身生理唤醒状态的认知是影响情绪的主要因素。健身气功虽然功法繁多，但调身、调息和调心的基本锻炼要素是共同的，只是由于功法的不同，三者之间的侧重有所差异。运用现代心理学的情绪理论，可以很好地解释健身气功的"三调"锻炼何以能够有效改善练功者的情绪状态。

调心，即调整意念，调整认知，也就是通过主动的自我心理活动去调整机体的生理功能活动，进而改变躯体状态。调心的具体方法很多，但这些方法都与改变认知因素（观念）有关，如言语暗示"松……静……"或想象自己身处一个优美的环境之中等，通过将注意力集中在自己的呼吸、形体以及想象的美妙意境之中，从认知上确定自己处在一个身心愉悦美好的状态，这与心理治疗中的放松训练颇为相似。从这一角度来看，这也是健身气功有利于人们心理健康的原因之一。调身的首要任务是放松，是一种外挺拔而内虚灵的状态，保持特定的气功姿势不变，在躯体"外挺拔"的情况下，本体感受器上行到皮层的神经冲动减少，降低了躯体的生理唤醒程度。调息是通过对呼吸形式的调节与控制，达到引发气血和辅助入静的目的。呼吸作为人唯一可以调节的内脏生理活动，人为地调节呼吸节奏和深浅，可以使呼吸出现预期的效果。适当的调身和调息可以相对地使人体植物性神经系统活动减弱，也就是降低了生理的唤醒程度，从生理的角度调控了情绪。健身气功入静的问题也属于情绪调节的范畴。因为心平才能气和，心静才能身体放松，所以体松、气和则有利于心平、心静。因此，通过调心来主动调整练功者的认知因素，运用调身、调息来主动调整练功者的生理因素，健身气功锻炼便可以很好地改善练功者的情绪状况。

（四）健身气功锻炼过程对情绪的影响

心理学家班杜拉（Bandura）认为，人们完成了一项自己认为较为困难的任务后，会感到自我效能的提高。学会了健身气功以后的锻炼能对人的情绪产生积极的影响，学习健身气功的过程同样也会对人的情绪产生一定的影响。健身气功虽然在编排设计时都强调功法的简单易学，但作为中华优秀传统文化的重要组成，要想真正把握健身气功的内涵也是很不容易的，尤其是对一些从未接触过健身气功的中老年人来说，从掌握动作的要点到"三调"操作的准确，都是对自身能力的一种挑战。例如五禽戏的动作要仿效虎之威猛、鹿之安舒、熊之沉稳、猿之灵巧、鸟之轻捷，力求蕴含五禽的神韵，意气相随，内外合一，动作本身的难度不说，还要追求一种意境的美感，这要想在短时间内真正掌握并不容易。但也正因为如此，当练功者克服了种种困难，最终能以优美的身姿准确演练整套动作时，他们会体验到一种成功感和自我效能的提高。

三、健身气功锻炼与人的性格优化

性格是一种与社会联系最为密切的人格特征，在性格中包含有许多社会道德含义。性格表现了人们对现实和周围世界的态度，并表现在他的行为举止中。例如，当别人处于困境时，有人慷慨解囊、鼎力相助，有人却事不关己、高高挂起，有人甚至趁火打劫、落井下石。这就是人们对同一事件的不同态度，这些不同态度表现在人们的不同行为方式中便构成了人的性格差异。性格还表现了一个人的品德，受人的价值观、人生观、世界观的影响，如有的人大公无私，有的人自私自利。由此可见，性格是在后天环境中逐渐形成的，具有很强的可塑性，正因如此，通过教育、学习等途径来陶冶情操、优化性格才有了可能。

近年来，心理学家在研究性格和工作压力的关系时，常使用 A–B 型性格分类。A 型性格者性情急躁，求成心切，从不满足于现状，不甘落于人后，善于进取，但却显得争强好胜；工作认真，有苦干精神，却总是匆匆忙忙，缺乏耐性。B 型性格者为人随和，性情温和，生活悠闲，淡漠成败得失，能够随遇而安，容易满足，喜欢慢节奏的生活。据美国的一项调查显示，A 型性格的人患心脏病的比率是 B 型性格者的两倍。此外，由于 A 型性格的人争强好胜、缺乏耐心，往往也会有更多的人际冲突。

心理学家往往建议 A 型性格的人放慢一点生活节奏，降低一点对自己的要求，多享受行为过程的收获与快乐，把行为的结果，即成败、得失、名利要看得淡一些，以此来调整他们的心态，保障他们的身心健康。这些建议与健身气功锻炼需要修心养性的要求不谋而合。问卷调查研究也表明，坚持健身气功锻炼能够有效降低性格中的神经质倾向，使 A 型性格程度减弱，从而减少了因不良性格行为所致的患病几率。

四、健身气功锻炼与人际关系的改善

目前，心理学界关于心理健康的标准仍未有一个统一的界定，但综观各家学说却至少有一个共同点，即心理健康者要有良好的人际关系。生活在社会上的任何人都离不开别人的支持和帮助，缺乏支持的人是孤独的、寂寞的，很难达到健康的心理状态。健身气功锻炼并不能直接影响练功者的人际关系，但却会通过其他途径间接影响练功者的人际关系。

（一）健身气功锻炼可以改善人的心境，良好的心境状态是人际关系和谐的重要保证。心境指人比较平静而持久的情绪状态，具有弥漫性，它不是关于某一事物的特定体验，而是以同样的态度体验对待一切事物。健身气功锻炼具有强身健体、养生康复的明显作用，它能让一个处于亚健康状态的人提高自己的健康水平，也能让一个已经出现身心疾病的人改善症状甚至完全得到康复。一个身体状态良好，尤其是摆脱了疾病困扰的人的心境是愉悦的，他对待周围人与事的态度也会是愉悦的，这会大大减少人际间的冲突与摩擦，使人际关系朝着和谐的方向发展。

（二）健身气功锻炼可从涵养道德、修心养性等深层次水平优化练功者的人格，使其品德高尚、胸怀开阔、心态豁达。社会心理学研究发现，容貌、空间距离、交往频率、能力等因素均可影响人际关系的建立与维持，但个性品质是最为重要的因素之一。虽然在人际交往的初期，一个人的外表往往具有很大的影响力，但随着相互交往的深入，这种影响便会逐渐减弱，而个性品质的影响则逐渐增大。同外表美相比，具有优良个性品质的人与他人的交往会更加持久，友谊也会更加深厚。

（三）健身气功锻炼为人际交往提供了平台。我国目前正在步入老龄化社会，北京、上海等大城市已经提前进入了老龄化社会。我国那种多代同堂的传统大家庭模式现已基本改为以"三口之家"为代表的小家庭模式，家庭人员减少使家庭内部交往量也减少，出现"空巢"现象以及离开工作岗位后社会交往减少。人际交往的减少会不同程度地影响人们的身心健康。习练健身气功，可以让人们产生一种新的团体归属感。研究发现，中老年人从事气功锻炼的动机中，间接动机强度最高，选择参加体育锻炼来加强社会交往的老年人占 41.6%，表明他们对参加集体活动及增加交往有着广泛的需求。

思考题

1. 人体功能的主要生理调节机制是什么？
2. 简述健身气功的生理调节作用。
3. 健身气功锻炼的心理效应有哪些？

第七章 练功反应与偏差预防

内容提要：练功反应是指在气功锻炼过程中，由于"三调"以及其他因素的作用，使练功者发生的一些身心变化。练功反应可以分为正常反应和异常反应，异常反应通常称为练功偏差。本章对正常反应与效验及练功偏差与预防作了简明扼要的介绍。

第一节 正常反应与效验

在气功锻炼过程中，绝大部分正常反应都是一些效验现象，一般分为良性、中性和不良反应三类。

一、良性反应

良性反应占练功反应的绝大多数。由于练功加强了血液循环特别是微循环的功能，很多练功者会出现手足温暖甚至微微出汗的现象，有时还伴随有精力充沛、轻松愉快的舒适感觉。练功一个阶段后，一些练功者的畏寒肢冷、皮肤干燥、手足皲裂等症状可能明显减轻或消失；一些练功者食欲改善，唾液增加，消化系统功能得到有效地调节。由于气功锻炼可通过优化人体各器官、系统的功能而促使新陈代谢增强，因此，练功者往往会表现出皮肤光泽面色红润。这些现象都属于良性的练功反应，但应注意若过分地去追求这些效感，反而会干扰良性反应的出现和练功的深化。

二、中性反应

关于练功反应，古人总结为八触十六景，即痛、痒、凉、暖、轻、重、滑、涩（滑、涩指肌肤感觉）、掉（动摇）、猗（修长）、冷、热、浮、沉、软、坚，现代称为动触现象。据有关资料显示，在100名练功者中出现肌肉跳动感的有40例，热感者60例，轻感者33例，松感者21例，麻感者19例，冷感者18例，痒感者15例，紧感者9例，重感者6例。这里除轻松感属于练功的良性反应外，其他感觉均属中性反应。中性反应是练功者气功锻炼达到中级入静阶段的表现，一般顺其自然会更有利于练功者入静。

三、不良反应

气功锻炼过程中，练功者出现不适的感觉称为不良反应。例如练静功，由于求静心切，反生急躁，烦躁不安，古人称为"急"；若平时不觉有杂念，一练功时反而杂念丛生，心绪浮动，古人称为"浮"；若练功时虽无杂念，但头脑昏沉，昏昏欲睡，古人称为"沉"；若一放松时便体态萎靡，歪斜倾倒，懒怠瘫软，古人称为"宽"。"急""浮"现象多见于阳盛或阴虚的体质，"沉""宽"现象多见于阴盛或阳虚的体质。这些现象都属于练功的不良反应，一般改进练功方法或停止练功后就会消失，所以不必大惊小怪，更不要成为心理负担，只要及时克服就不会发展成为偏差，但任其自由发展也可能成为偏差。克服的办法是在遵循练功的原则和要领基础上，运用视、听、嗅、触、动等实际刺激来诱导入静和放松。阳盛或阴虚体质的人宜多练静功，但要从动功入手，动中求静。阴盛或阳虚体质的人应多练动功，提升阳气。再如初练动功者，由于肌肉紧张，姿势、动作呆板，练功者往往出现肩背酸沉或四肢发抖等肌肉疲劳现象，这就需要练功者一方面调整运动量，避免过度疲劳，同时通过自我按摩拍打来消除身体的不适感。另一方面也要坚持循序渐进地锻炼，当机体适应了这种运动时，一切身体不适的感觉不仅会消失，很可能练功还会成为一种轻松愉快的享受。

第二节　练功偏差与预防

气功是一种自我控制、自我调节的身心锻炼方法，但练功出偏也是一个不可否认的事实。在气功锻炼过程中，因偏离了练功应该遵循的法则而引起人体气机发生紊乱，甚至出现精神、情绪、行为失常等反应均可视为练功偏差，也可看作是"走火""入魔"。所谓"走火"，就是运用了强烈的意念或急重的呼吸以致火候失控、气机紊乱，轻则头昏脑涨、胸腹胀痛，重则气窜不停、大动不止；所谓"入魔"，是指练功者对功中出现的幻景信以为真，以致精神错乱，甚至痴呆癫狂。

一、练功偏差的原因

气功的本质是锻炼自我控制能力的健身养生术，气功学是研究如何实现人类心理控制和行为控制的科学，本来是不应该失去控制的。但是一些练功者违背客观规律，盲目地运用"三调"，这成为产生偏差的重要原因。具体来分析，主要有以下一些原因。

（一）选择功法不当

中国的气功流派众多，功法林立，而且有些功法精华与糟粕并存。如果习练带有迷信色彩的功法，练功者难免就会出偏。即使习练优秀的功法，也要根据自身的状况来选择。如性格有缺陷，过分内向或外向，孤僻，敏感，多疑，好幻想，思维缺乏逻辑性，暗示性特别强的爱好者，一般以动功锻炼为宜。选择的功法不适合于练功者身体状况也会导致出偏。如高血压者，意守印堂、百会等头部穴位可能会使血压更高；反之，低血压者意守涌泉等足部穴位就可能使血压更低，以致出现头昏、晕厥。阴虚火旺的人，如过早地习练小周天功，很可能会出现气冲头的偏差；妇女月经过多或男子患前列腺炎，若长久意守小腹，往往会导致疾病症状加重。

（二）练功不得法

有些练功者的出偏，是由于缺乏科学的指导，对功法的要求一知半解，要领理解不透，方法掌握不当等造成的。过于执著，"三调"过度，是产生偏差的主要原因。违背了顺其自然、循序渐进的练功原则，练功者站桩或练习动功时间过长，就容易造成关节、肌肉和韧带的劳损，若不及时纠正，各种不适的感觉就容易发展成偏差。

气功锻炼用闭气、胎息等方法调息，可使练功者的血氧饱和度由98%下降到80%，如果练功时入静不好，身心没有放松，耗氧量仍然很大，就会导致练功者大脑急性缺氧。轻则头痛、头昏、眩晕；重则呼吸加快、脉律不整、血压上升，甚至呕吐痉挛、精神错乱，出现幻视、幻听等幻觉。当然，过长时间的入静也会造成大脑皮质广泛区域被抑制，而局部的兴奋区又过度兴奋，这样很容易造成大脑皮质的功能紊乱。

对气功锻炼中意念的掌握，古人早有"不可用心守，不可无意求，用心守则着相，无意守则落空，有意无意真功夫"等论述。这说明练功时意念不可过重，也不可没有。但这个度在气功锻炼过程中很难把握，往往都是意守过重或过紧，如意守丹田过重会出现腹胀腹痛的反应，意守印堂过紧会出现头昏、头涨、头痛等反应，意守膻中过重则发生胸闷、气急等现象。

（三）不良心理暗示

有人把所谓"气感"作为有功夫的标准，在暗示或明示下，把注意力集中于身体某个部位，专心去体验"气感"。即使暗示性很弱的人，久而久之地暗示，也能感受到"气感"。此时若给予不正确的鼓励，着重意守，正常的动触现象就会通过正反馈而不断地加强和巩固，就可能使这种感知觉异常发展成偏差。

一些人练功出现的所谓幻觉以及妄想等等都与暗示有关。特别是一些带有封建迷信的暗示，最容易导致精神错乱。本来气功的作用在于祛病强身，但某些人盲目地鼓吹气功锻炼可以开发出所谓的"透视""遥感"等特异功能，有的练功者在强烈的他暗示和自我暗示的作用下，很容易出现幻视、幻听等精神症状。

（四）练功动机不纯

急功近利，急于求成，妄意追求"特异功能"，贪图功中"快感"；抱着功利主义目的，企图将气功作为谋生和聚敛财富的手段；采取逃避现实的态度，幻想来世，脱离了高尚的思想境界等。怀揣这样动机的练功者不仅是对气功的亵渎，而且也很容易走火入魔。

二、练功偏差的预防

练功出偏以预防为主。预防偏差的措施是多方面的，但关键在于练功者和气功老师的防患于未然。

（一）对练功者的要求

1. 无论是健康者还是病患者学练气功，首要的问题是在明师的指导下选择适合自身性格特点、心理状态和健康状况的功法，切忌自以为是，迷信猎奇，甚至误入歧途。

2. 初学者最好在老师的指导下习练气功，严格遵循基本要领和循序渐进的程序练功，尽量避免按图索骥模仿练功，切忌盲目追求功法效应，甚至"恨病"练功。

3. 练功者要保持健康的心理状态，营造良好的内外环境，注重功德品质的培养，不要在情绪波动时练功，切忌练功受私心杂念的作祟。

4. 练功者既要会练功，更要懂气功，掌握科学的气功知识，增强明辨真伪的能力，是预防出偏的基本要旨，切忌偏听偏信，人云亦云。

5. 练功者对出现的一些练功反应，要及时向老师说明情况，如属异常反应，应在老师或医生的指导下加以纠正，切忌讳疾忌医，自作主张。

（二）对气功老师的要求

1. 不要随便传授未完全掌握的功法，以其昏昏，使人昭昭，往往容易导致练功者出偏。

2. 根据练功对象辨证施功，注意不同功法的适应症和禁忌症，特别是对有精神病史或性格缺陷的人，应在调整其心理的前提下以传授动功为主；对有迷信观念的人，应在教学功法的同时加强科学知识的传授。

3. 气功老师应掌握必要的医学知识，并在教学中全面掌握每个学员的练功反应。对某些特殊的感受，切忌轻易赞许，以免诱导出偏。如发现异常反应者应及时加以个别纠正，并可根据具体情况建议其停止练功或学练其他功法。

4. 作为健身气功社会体育指导员，目前的任务是传授国家体育总局编创推广的健身气功易筋经、五禽戏、六字诀和八段锦。这四种健身气功简单好学、安全可靠、健身作用明显，在全国推广以来还未发现任何异常反应。

三、练功偏差的纠正

纠正练功偏差最要紧的是把练功正常反应与异常反应区别开来，既要防止把正常反应当做练功偏差，更要防止把练功偏差误以为是正常反应。区分的方法：一是看症状的发展趋势；二是看自己能否控制；三是看引起的原因；四是看症状的程度及其他因素。如果一时难以确定的，一个办法是停功进行观察，另一个办法是去医院进行检查。早期的轻微偏差是可以自我纠正的，如三调不当，练功不得要领，不必停止练功，可进一步揣摩要领，进行适当的调整。首先降低目标，放松一些，自然一些，减轻思想负担，多做自我按摩一类的保健功和放松功，少练产生不适的功法，经过一个阶段锻炼后偏差即可消除。一旦出现了自己难以纠正的偏差，应首先停止练功，并及时到医院进行纠正。实际上，练功发生偏差率微乎其微，也并不可怕，多数情况是完全可以纠正的。

思考题

1. 如何区分练功的正常反应与练功偏差？

2. 出现练功偏差的主要原因有哪些？

3. 怎样预防和纠正练功偏差？

第八章 健身气功教学

内容提要：健身气功教学是老师和学员的双边活动。本章内容主要介绍了健身气功功法教学的特点、方法、阶段以及教学课结构等，并对健身气功教学图解知识作了简介。

第一节 健身气功的教学特点

健身气功作为一项体育活动，具有体育教学的一般特点和共同规律，同时又有自身的教学特点和特殊规律。教学中只有把握好其特点，运用好其规律，才能使教学活动取得事半功倍的效果。

一、教学对象特点

学习和习练健身气功的人员，既有年过花甲的老人，也有一些青壮年；既有高等学历的习练者，也有目不识丁的爱好者；既有为强身健体的来者，也有为祛病养生的患者；既有平民百姓，也有知名人士。这些情况反映了健身气功教学对象年龄跨度比较大，文化水平参差不齐，健康状况悬殊比较大，社会成分比较复杂。这些特点也决定了健身气功的教学实践有别于其他教学。

二、教学目标特点

健身气功教学目标比较单一，任务也比较单纯。一般情况下，健身气功的社会教学主要是在有限的时间内（少则几天，长不过十几天），了解健身气功基础理论知识，掌握某一种功法锻炼的方法和要领，培养自我锻炼的兴趣和能力，达到正确运用某种功法进行健身气功锻炼和保健的目的。因此，在健身气功教学内容的设计上，既要注意层次性，也要注意实用性。鉴于健身气功的特殊性，教学时一定要把培养学员自身的道德、功德作为一个重要目标。

三、教学方法特点

健身气功本来就是一门健身养生的学问，因此，健身气功功法教学一定要注意适度运动，量力而行。在具体教学实践中，可根据学员的健康状况、心理素质和对运动负荷的承受能力，以及所授功法的特点，本着运动量由小到大、逐渐增加的原则，合理地安排教学时间。在教学内容上，应由浅入深、先易后难，逐渐提高。特别是对一些初学者来说，更要注意安排那些简单易学、安全可靠的功法实施教学。值得注意的是，由于不同的功法引起的机体变化有所不同，通常不宜多种功法同时并练，而且应尽量避免习练一类功法未达到一定水平时而不断更换功法的做法。科学地选择教学内容，循序渐进地掌握知识和技能，这样才能达到强身健体、养生康复的目的，从而保持练功的有效性和持久性。健身气功教学的对象差异性很大，教学实践中一定要注意因人设教，因人施教。健身气功教学对场地要求不高，可根据具体情况采取灵活多样的组织形式。

第二节　健身气功的教学阶段

健身气功功法都是由若干个动作组成，每个动作都包含着方向路线、功架结构、劲力方法、停歇顿挫、意气神韵等要素。教学中社会体育指导员应根据动作技能形成的生理心理学规律，使学员有层次地掌握完整的功法。从初学到熟练掌握功法，一般分为五个教学阶段。

一、初型概念阶段

此阶段要求学员粗略地掌握功法动作。主要是通过社会体育指导员缓慢的动作示范和简练的讲解，使学员能够掌握健身气功功法的基本动作以及方向路线，建立技术动作的初步概念。这个阶段由于学员大脑皮层处于泛化阶段，对动作缺乏控制能力，练习中往往顾此失彼，肌肉紧张僵硬，动作不协调，并会产生多余或遗漏的动作。因此，这一阶段教学时社会体育指导员不应对学员的动作苛求规范标准，更不要过分地强调动作细节及架势工整，否则会引起学员的大脑疲劳，分散学员对动作路线方向的注意力，转移中枢神经的控制系统，从而降低兴奋性，影响教学效果。

二、基本成型阶段

此阶段要求学员在弄清动作方向路线的基础上，进一步做到动作架势准确与工整，并开始配合呼吸进行练习。这一阶段社会体育指导员要由缓慢变为较正常的速度进行技术示范和领做，在教学过程中逐步要求学员的手、眼、身法、步变化部位要准确，强调动作的细节和静止时架势的工整。通过社会体育指导员的反复讲解、示范，使学员领会动作要领，体会动作变化的细节，经过反复练习逐步克服肌肉的紧张僵硬和动作不协调等反应，力求做到技术动作规范，动作舒展，轻缓柔和。同时，此阶段社会体育指导员要指导学员有意识地注意呼吸的调整，按照起吸落呼、开吸合呼、先吸后呼、蓄吸发呼的规律，不断要求学员去体会、掌握、运用与自身身体状况和动作变化相适应的呼吸方法。

三、连贯完整阶段

此阶段要求学员将已经掌握的功法技术贯穿完整，并逐渐将意识融入功法练习。教学中社会体育指导员的示范不再是呆板的分解动作，而是连贯完整的技术示范，并着重强调动作的协调、完整以及动作转换的细节，要求做到动作前后衔接紧密，全身各部位的运动协调一致，配合密切。同时，社会体育指导员应要求学员动作连贯、协调，注意体会动作转化的细节和提高自控能力，并指导学员有意识地排除不良情绪和思想的干扰，做到心理要宁静，呼吸要自然，以创造一个良好的内环境，使意识、神韵逐渐贯注在动作中。但是，此阶段学员的技术定型还不很巩固，一旦遇到新的刺激就会出现错误，甚至已经建立起来的动作概念也会消失，所以在教学中社会体育指导员应不断给予信息强化，严格要求，使学员掌握的正确功法技术逐步巩固，并达到连贯完整。

四、内外求整阶段

此阶段要求学员领会健身气功功法的技术风格特点。教学中，社会体育指导员要通过对功法技术的作用、性质等的分析，进一步阐明形、神、意、气之间的配合，强调动静相兼、松紧变化的调节时机，使学员掌握什么时候动，什么时候静，什么时候松，什么时候紧。学员则在社会体育指导员的指导下，充分理解功法技术的内涵和意境，体会形神兼备、内外合一的演练技巧，努力做到动作轻灵沉着，周身完整统一，以突出健身气功功法的技术特点。

五、巩固定型阶段

此阶段要求学员经过反复的练习，将前四个阶段所掌握的功法技术逐步巩固定型。这个阶段社会体育指导员对学员要有明确的要求，抓住主要环节，及时纠正错误技术，使学员大脑皮层的暂时联系不断得到加强，从而形成正确的技术定型。但是，教学中社会体育指导员也不能对学员要求过高，因为健身气功功法技术包含的因素很多，只有根据学员掌握的情况和接受能力合理地安排功法练习，才能逐步达到内外兼修、协调完整、刚柔相济、虚实分明的境界。

第三节　健身气功的教学方法

教学方法是指健身气功社会体育指导员在教学过程中向学员传授知识、技术、技能而采取的手段和措施。在教学中，要根据不同的教学任务、运动特点以及学员的具体情况，正确地选择教学方法。合理地运用各种教学手段，是顺利完成教学任务、提高教学质量的重要保证。

一、讲解法

讲解是使学员建立正确动作概念的主要手段，是社会体育指导员通过简明扼要的语言向学员阐明健身气功功法的任务、内容、要求、动作过程和形、意、气配合的要领等，使学员理解和掌握正确的动作方法。讲解的基本要求：

(一) 目的明确，有针对性

讲解要有针对性。在教学的不同阶段，根据课的任务、要求，简明扼要、突出重点地进行讲解。在基础教学阶段，动作容易紧张、生硬不连贯，缺乏控制力，讲解时不宜太多，主要讲清动作的正确姿势、运行方向、路线及起止点；复习巩固动作阶段，应对动作细节、呼吸方式、动作与动作之间的衔接以及上下肢和手眼的配合技巧等进行全面讲解；完善动作技术及意、气、形合一阶段，应进一步巩固和提高动作技术，抓住体松心静和意、气、形三者合一的关键，如呼吸的深度、动作的力度等。

教学时，可先进行概括性的重点讲解，对技术要领可分层次讲解，随后进行补充性或提示性讲解；对新教材和有共性的内容进行集中讲解，对个性问题则针对重点、难点进行讲解。在复习巩固阶段，可对学员的关键技术进行分析或纠正，并对学员完成动作的质量及时地进行口头评价，当学员动作完成得较好时，应作肯定的评价。总之，健身气功社会体育指导员要做到精讲多练、简洁明了、目的明确、针对性强，这样才能取得良好的效果。

（二）语言准确，有启发性

健身气功社会体育指导员在教学中应注意语言的准确性和启发性，要力求深入浅出，尽量使用术语进行讲解。在讲解动作时，应正确表述动作要领，并注意所讲内容的逻辑性，要引导学员在已知的基础上，提高学习效率和动作难度，启发学员积极主动的思维。在讲解过程中可提示动作难点、关键点和易犯错误等，并结合必要的提问，使学员随着社会体育指导员的讲解进行积极的思考及回答问题，巩固和提高所学的功法理论或技术动作，提高学员学习的兴趣，使学员积极主动参与到课的实践中，达到教学相长的目的。

（三）语言形象，有生动性

在功法教学中，大量的教学活动是通过语言来完成的，所以社会体育指导员语言运用得是否形象、生动、合理，会直接影响教学的效果。社会体育指导员的语言应符合功法的特点、要求和节奏，语言的强弱和缓急要适度。讲解要生动形象，比喻恰当，以便引导学员按照功法要求进行正确练习。在运用示范讲解时，社会体育指导员不仅要以准确的动作为范例，使学员通过直观的感性认识来了解正确的动作概貌，而且还要通过简明、扼要、肯定、生动、形象的讲解，激发学员学习的兴趣和积极性，以提高教学效果。

二、提示与暗示法

（一）提　示

提示是社会体育指导员在教学中，当学员练习时采用简短的语言强化正确部分，提示动作要领、纠正错误等的方法，常运用在学员对组合动作不够熟练和纠正错误技术动作时。在健身气功功法的教学中，当提示动作连接时，为了帮助学员记忆动作，应在前一个动作即将结束时，及时提示下面的动作及连接方法。提示的内容包括呼吸的调整、手法与手型、步法与步型以及眼睛注视的方向等。

（二）暗示与诱导

暗示与诱导是社会体育指导员在指导学员练功过程中，通过简短而良性的语言引导学员放松入静的一种形式，使学员进入自然愉悦的境界。暗示性的语言内容是很丰富的，初练功而不易入静者，由社会体育指导员用语言暗示来练功可收事半功倍之效，如"放松""入静""气沉丹田""心情愉快"等。在练习中，良性的语言诱导也非常重要，它能使学员排除干扰，进入放松的练功状态，并在词语的引导下与曾经有过的体验相结合，对机体产生相应的调节作用，使练功者肌肉松软、血管放松，紧张情绪缓解，从而感到轻松舒畅。

三、示范法

动作示范是教学中最常用的方法之一，是社会体育指导员通过准确、优美的动作，使学员直观了解动作的结构、要领和方法，建立正确的动作概念。正确优美的动作示范不仅有利于学员观察、模仿动作，建立正确的概念和动作表象，而且对激发学员学习的积极性具有重要的作用。示范动作的要求：

（一）示范的目的

示范要有明确的目的。教学中，应明确示范的动作所要解决的问题及观察的内容，要有利于学员观察。示范动作必须准确、熟练，要与讲解、启发学员思维相结合，使学员随着社会体育指导员的示范，进一步掌握动作细节和关键技术，了解所学动作的结构、技术要领和完成方法，建立正确的动作表象。

（二）示范的时机

示范要掌握好时机。根据教学需要，重点示范动作的某一技术环节，以加强学员对动作技术的关键或难点部分的注意和理解。在传授健身气功新功法时，社会体育指导员在介绍动作名称后，应立即进行示范；但在复习教材时，可在讲解和提出关键问题后再进行示范，让学员的注意力集中在部分动作或技术上，并引导学员注意观察改进该部分动作的技术错误和不足。此外，还要根据教学内容的难易程度把握好示范的时机，复杂的、难度大的内容要多示范几次，简单的内容则可以少示范几次；对初学者及学习比较复杂或较困难的动作，可采用社会体育指导员示范与学员练习同步进行的方法，社会体育指导员边示范、讲解要求，边让学员模仿练习。

（三）示范方向

教学中，示范动作的方向应根据动作结构、教学的意图来决定采用哪种示范方法。一般情况下，以左右移动、侧伸、侧屈为主的动作，采用镜面示范或背面示范；以前后移动、前后屈伸为主的动作，采用侧面示范；若带领学员进行练习，运用只示范不讲解教学方法时，采用背面示范，使学员能看清动作的路线、方向，便于学员模仿。例如，要让学员看清楚马步的两脚位置与宽度，或看清楚两掌侧举是否与地面平行，都可采用镜面示范或正面示范；为使学员看清楚上体是否中正，应采用侧面示范；为使学员看清楚背部动作或转体后的身前动作，应采用背面示范。总之，选择动作示范的方向，应根据动作结构，使学员能完整地观看动作的主要技术。

（四）示范的质量

示范动作应根据教学要求力求技术准确、姿势优美、富有表现力，使学员感知动作各个部分的主要技术，加深对动作的理解。教学中，如社会体育指导员的示范舒展大方，有感染力，做到前后连贯、协调一致、连绵不断，如行云流水、浑然一体，静止性的动作做到气定神敛、上虚下实、周身放松，表现出健身气功功法特有的精、气、神，就能很好地调动学员的学习热情，提高学习积极性。

（五）示范的位置

示范位置的选择应以所有学员都能看清楚为原则。一般情况下，示范位置可以选择在队伍的正、侧或斜对面，也可以选择在队伍的中间。为使各个位置的学员都有机会看清楚动作，社会体育指导员示范位置要根据学员所站队形来确定。如队伍为横排，示范位置应在与横排两侧成等腰三角形的顶端处；队伍为圆形，可站在圆心或沿内圆进行，但这种队形，由于所涉及的方向较复杂，会使学员看不清社会体育指导员的示范动作，故较少采用；学员人多，队列有四五排时，社会体育指导员可穿插在队列中间示范，使前后左右的学员都能观察到。另外，社会体育指导员选择的示范位置，应尽可能防止学员迎风和面对太阳练习，避免不良环境影响学员学习，以保证学习质量。

四、完整与分解法

（一）完整教学法

完整教学法是指社会体育指导员对学员所学动作进行完整的教学，即从动作开始到动作结束进行完整讲解、完整示范、完整练习，进而使学员掌握动作的一种方法。对教学中的新功法及较简单的动作，社会体育指导员应做完整示范，使学员在学习动作初期建立完整的动作技术概念，在练习过程中不影响动作结构和技术连接，对动作有初步的整体印象。

（二）分解教学法

分解教学法是把较复杂的动作，按照其结构合理地分成若干部分，然后，依次进行分解讲解、分解示范、分解练习的教学方法。社会体育指导员的示范应根据需要采用相应的方式进行，对那些具有一定难度和结构比较复杂的动作，可以分解教学，使学员集中精力掌握动作的某些技术细节。由于健身气功功法是以分段或分节形式出现的，所以在教学中可以采用分段分解、分节分解和分动分解的方法，可将一个完整的动作分解成几个小动作或采取上下肢动作分解的方法。对于初学者来说，适当地采用分解教学法，有利于掌握动作的细节，缩短学习时间，使动作做得更准确一些。

（三）分解法与完整教学法的结合

完整与分解教学法是教学中最常用、最主要的方法，二者并不是截然分开的，而是紧密配合，交叉使用。分解只是手段，是为完整地掌握动作服务，一旦分解动作基本熟练后，就应立即过渡到完整动作。在健身气功功法形、意、气配合的教学过程中，也可采用分解与完整相结合的方法，一般是先教动作，当学员动作熟练后，再逐渐将重点转移到呼吸上来，要求动作与呼吸相配合，强调动息结合，着重于息，最后向学员提出意念的要求，体现出意、气、形三者的紧密结合。在教学实践中，要针对具体情况灵活地运用完整法和分解教学法，两种方法互补运用，使学员更好地掌握健身气功功理和功法。

五、练习法

练习法是教学中最基本、最重要的一个方法，社会体育指导员应根据教学任务，有目的地反复练习单个动作、组合动作或整套动作，使学员通过练习不断地完善动作技术，形成正确的条件反射。

（一）常用的练习方法

1. 集中注意力练习法

集中注意力练习法是通过练习把注意指向和集中到教学活动中来的方法。集中注意力练习可吸引学员的注意力，提高其中枢神经系统的兴奋性。在课的开始部分向学员讲明教学内容、任务和要求后，均可做集中注意力练习。可采用暗示、记忆、音乐伴奏的方法集中学员的注意力。集中注意力练习不仅能较好地把学员的注意力集中到教学中来，使之处于良好的兴奋状态，而且还能提高学习的主动性、积极性，发展想象力、思维力，是教学中必不可少的练习手段。

2. 念动练习法

念动练习法是健身气功功法练习中常用的方法之一，是学员在练习的过程中有意识地在脑海里重复再现动作，熟练和加深动作表象的一种练习方法。练习时，通过对动作的思维和想象活动，加深对动作的记忆，加快动作的熟练程度，改善动作的协调性和准确性，提高思维能力，建立和巩固正确的动力定型。念动练习的运用：

（1）通过社会体育指导员的讲解、示范，建立正确的动作技术概念，再通过他人和自己的练习对比想象，以及社会体育指导员对错误动作的纠正等来完善技术。

（2）练习前集中注意力，想象将要完成的动作，练习后回想刚完成的动作。可以安排在社会体育指导员讲解、示范之后以及做准备活动结束时。

（3）做念动练习时，环境和意念都要处于安静状态，排除环境干扰和思想中的杂念，集中注意想象自己正在做某一动作。良好的心理状态是取得身心放松和念动练习效果的前提条件。

3. 重复练习法

重复练习法是根据教学的需要，不改变动作结构和运动负荷，按动作要领反复练习的一种方法。学员通过对动作姿势、意念、呼吸活动的反复练习，掌握练功要领。重复练习法的运用要有明确的针对性。在基础教学阶段，主要目的是使学员反复体会动作的正确要领和建立正确的动作概念；在深入学习和完善动作技术阶段，主要目的是进一步改进动作质量，要抓住重点，注意细节，纠正错误，使学员集中精力练习动作，提高动作质量。合理地运用重复练习法，对掌握和巩固动作技术，保持和提高机体工作能力有着重要的作用。

4. 变换练习法

变换练习法是指在改变条件的情况下反复进行练习的方法，如改变练习内容、场地、时间等。运用变换练习法可使课的内容和组织以及练习手段灵活多样、生动活泼，有利于提高学员的视觉、触觉和本体感觉之间的联系，有助于调节心理过程，激发学员的练习兴趣和积极性，提高运动技术的准确性和稳定性。在改变练习环境等条件时，为使学员在变化的环境中更好地掌握和巩固提高动作，应选择幽静、宜人的练习场所，稳定学员的情绪，集中注意力，提高教学效果。

（二）练习形式

在教学中应根据学员人数、练习量、时间等因素确定练习形式。

1. 集体练习

在新学动作、复习动作及纠正多数学员出现共性的错误时，多采用集体练习的形式。由于学员学功的时间、身体状况等有差异，所以集体练功时间不宜过长，强度不宜过大。

2. 分组练习

分组练习是将学员分为若干组进行练习的方法。当学员初步掌握了动作、呼吸和意念要求之后，或学员人数较多，以及巩固提高动作阶段时，都可进行分组练习。对分组后练习的次数、动作的重点，应根据课的任务提出明确要求。社会体育指导员要有目的地巡回指导，特别要对学习上困难较多、年龄较大、水平较低和健康状况较差的学员多加辅导，鼓励学员互帮互学，共同提高，这样，既能调动学员的主观能动性，又能培养团结互助的精神。

3. 个人练习

当学员比较熟练地掌握动作后，可采用个人重复练习，让学员来独立体会动作，加深对动作的理解和提高对动作掌握的熟练程度，这样有利于培养学员自觉坚持锻炼的意识，达到健身目的。

六、预防和纠正错误法

预防和纠正错误法是社会体育指导员针对学员练习中出现的动作错误，选择有效的手段及时预防和纠正错误动作的方法。运用预防和纠正错误法，应做到如下几点：

（一）社会体育指导员在课前应认真备课，抓住重点、难点。在教学中发现学员出现错误时，找出其产生错误的原因，及时采取纠正措施。

（二）应注意掌握共性错误进行集体纠正，对一些个性错误，社会体育指导员应该先抓住主要问题，个别加以纠正。

（三）在纠正错误时，要充分运用正误对比示范讲解。教学中，及时指出学员练习动作的优、缺点，既能鼓励学员刻苦练习，又能使学员纠正错误，提高动作质量。

（四）对较难完成的动作所产生的错误，可以采用加强腰部、下肢柔韧性及关节灵活性的辅助练习来纠正；对动作与呼吸配合不好者，可以先专门练习呼吸，待熟练掌握后，再与动作配合练习。

七、讨论法

讨论法是学员在社会体育指导员的指导下，对教学内容中的有关理论问题、疑难问题以及练习中的感觉和体会，进行讨论、交流的方法。讨论法的基本特点就是将社会体育指导员的指导、学员独立钻研、集体讨论交流三者结合起来。

功法教学中很多内容主要表现为意念活动，学员学习和掌握的意念活动达到什么程度和存在什么问题，社会体育指导员无法直接观察，只能通过讨论的方法来进行。通过讨论，有利于调动学员学习的积极性，使他们在学习中处于主动、积极的状态；有利于促进学员对功法知识的理解与应用，培养学员对功法深入探究的精神，使学员的自学、思维和表达能力得到锻炼。此外，在讨论中相互交流感受和体会，能相互促进，共同提高；通过讨论，社会体育指导员还能了解学员对功法的理解和掌握情况，以便及时发现存在的问题，采取措施，正确引导，提高教学效果与质量。

八、多媒体教学

利用现代化的科学技术进行教学，对于提高教学质量有着十分重大的促进作用。近年来，多媒体等教学广泛应用于教学中，它有助于学员建立正确的动作概念，能充分显示动作的结构、过程、关键、要领与细节，特别是对结构复杂、难度较大的动作，能提供生动、形象的直观方式。同时，还可以加深学员对教材的理解、领会，便于分析动作要领。通过多媒体教学能反复观看技术动作，边看、边听社会体育指导员的分析讲解；还可以将关键的动作、动作组合或某一段落反复观看，也可放慢动作，甚至定格来分析某一瞬间的姿势，这样分析得更细致、更直观，使学员完整地、准确地了解和掌握动作的全过程与难点、关键点。适当地运用多媒体教学，可丰富教学内容，对于增加学习兴趣、提高教学效率有着重要的意义。

以上教学法既相互区别，又相互联系，社会体育指导员要善于融会贯通，合理搭配，坚持区别对待、循序渐进的原则，既要充分发挥社会体育指导员的主导作用，又要善于启发学员的积极思维，并将讲解与练习、直观与思维、纠正与提高等方法有机地结合起来。

第四节　健身气功的教学课结构

功法教学课的结构由四个部分组成，即开始部分、准备部分、基本部分和结束部分。每一个部分有各自的任务、内容和组织教法的要求，但又是一个紧密联系的整体。根据人体生理机能活动变化的规律，健身气功功法的教学课也要遵循由安静状态进入工作状态，工作能力逐步提高，最后又逐步降低的规律。

一、开始部分

在开始上课时，一般应由班长整理队伍，报告人数，记录考勤，师生问好。社会体育指导员宣布本课的目的、内容和任务等，并提出课堂要求。

二、准备部分

功法教学课的准备部分可采用以下三种方法：第一，调心，使学员意念集中，心神宁静；第二，调身，做一些伸展四肢和活动各关节的动作，使学员身体各部位都能得到活动，所运用的动作结构和节奏以及肌肉活动的性质适应于这一部分的要求；第三，调息，准备部分中要经常安排动作与呼吸的配合练习，为练功做好呼吸上的准备。

三、基本部分

基本部分是功法教学课的主要部分，其任务是学习健身气功基本方法和理论，并通过"意形结合""动息结合"的反复练习，使学员达到养生健身和掌握功理、功法的目的。基本部分中的主要内容有以下三点：第一，在编写这部分的教案时，功法内容的名称、要领、教学要求、教学方法与步骤、易犯错误及其纠正办法、学员的组织形式和练习方法等均要求文字与图示详细说明。第二，注意教学与练习有机结合，要合理安排教学内容、练习时间或练习次数，做到讲练结合，精讲多练。第三，把社会体育指导员的主导作用与学员学习的积极性结合起来，合理应用教学手段和练习方法，做到区别对待，因人施教。

四、结束部分

结束部分的主要任务是放松活动与课堂小结。放松活动一般选用轻、柔、缓、慢的练习内容，使身心放松和消除肌肉的疲劳。课堂小结是社会体育指导员将本课教学任务完成的情况、学员的优缺点、经验与教训等进行总结，并填入记录栏内，为教学工作积累资料。

第五节　健身气功图解知识介绍

一、图解知识

健身气功功法的图解是指功法动作的图与文字叙述。用图来表示动作的姿势、方向和运动路线，用文字来说明动作的详细过程、方法和要领。正确地掌握图解知识，对自学能力的培养和加深理解技术动作具有着重要的意义。

（一）运动方向

图解中的运动方向，是以图中人的躯干姿势为准，并且随着躯干姿势所处的位置变化而变化。图中人的身前为前，身后为后，左侧为左，右侧为右；此外，还有左前、左后、右前、右后。如各种功法开始的预备势，前后左右的方向是以图中人躯干姿势为准；转体时，则以转体后的身前为前，身后为后，以此类推。功法中的动作始终以躯干姿势来确定方向，不受头部和视线的影响。有时动作还需说明上下方向，它以地球为参照物，向地心为向下，离地心为向上，无论躯干姿势如何变化，上下方向始终不变。

(二) 动作路线

动作路线用来指明动作变化的过程。图中一般用虚线（┄┄►）或实线（——►）表示该部位下一动行进的路线。箭尾为起点，箭头为止点。一般来讲，左上肢和左下肢的动作路线用虚线表示，右上肢和右下肢的动作路线用实线表示，躯干的动作路线变化用实线表示。

常用图线表示法：

1. 直线

表示动作是沿直线进行运动的。

图 8-1，箭头所指处表示动作的直线走向。

图 8-2，箭头所指处表示动作的弧线走向。

图 8-3，表示左上肢或左下肢做立圆或平圆的顺时针绕圈划弧运动。

图 8-4，表示右上肢或右下肢做立圆或平圆的逆时针绕圈划弧运动。

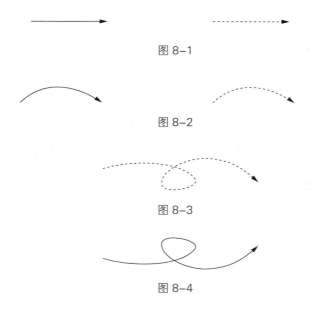

图 8-1

图 8-2

图 8-3

图 8-4

2. 圆线

表示动作的运动路线呈 360°或 360°以上。

图 8-5，表示一个动作在水平面上，做一平面绕圈的逆时针方向运动。

图 8-6，表示一个动作在水平面上，做一平面绕圈的顺时针方向运动。

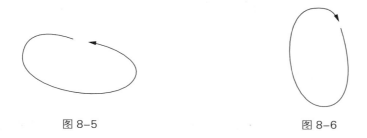

图 8-5　　　　　　　　　　　　　　　　　图 8-6

3. 交叉线

表示运动时左右肢体重叠时内外的位置。交叉线可用直线，也可用弧线，主要根据运动轨迹决定。

图 8-7，表示左右上肢或下肢的动作朝内或交叉运动。

图 8-8，表示下肢的左步、右步向前方做跳步的运动。

图 8-9，表示下肢做垫步向前的运动。

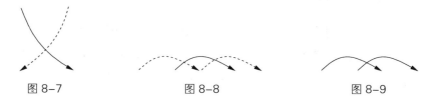

图 8-7　　　　　　　　　　图 8-8　　　　　　　　　　图 8-9

4. 折线

表示动作的运动路线发生转折变化（图 8-10）。

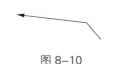

图 8-10

（三）附 图

图中有的动作除了用一个图描绘外，还增加一个起补充作用的"附图"。有些重要的技术细节，图示中无法表现，如背向图时，看不清手的动作和位置，便可增加一个背面或侧面的"附图"，并与文字说明相吻合，而运动方向和路线则以原图为准。

二、文字叙述

文字叙述主要用于叙述动作的顺序和要点，掌握文字的叙述规律可以加快理解动作的速度。

（一）动作顺序的叙述

一般按动作的先后顺序来写。若身体几个部位同时进行，一般先写明运动方向，再写下肢动作，然后写上肢动作；先写左侧再写右侧，最后写目视方向。也常运用"同时"二字来表示无论先写或后写的身体各部位动作都要一起运动。但在个别情况下，则以身体各部位运动的先后顺序来写。

（二）术语的运用

图解的文字说明中，为了简练，常用术语来表示动作。如步法中的上步、退步、插步等，有的从简说明，有的只用术语。通常对第一次涉及的动作都要详细说明，以后出现均可用术语表示。掌握术语对阅读图解会有很大帮助。

（三）要领说明

有些图解，在某个动作后面附有"要领""要点"之类的说明，它是为了提示该动作的技术关键、要求和要领，或者说明应注意之处。

三、看图方法

书中有着大量的插图和图解，如何看图识意，正确领会每一图例动作的要点，是自学的关键。

（一）每幅插图都包括动作示范和动作走向，以符号或标记标明，并准确地反映动作的位置、方向和行进路线的起止点。因此，要看懂书中的动作图解，必须了解插图中每个符号所代表的正确含义。

（二）根据图中身体各部位的分解动作和运动路线，详细阅读文字说明，按照图和文字说明的顺序边看边做，当对动作有了一个完整的概念后，在不断重复练习的过程中要逐渐熟悉和掌握动作。

（三）遇到复杂动作时，首先看分解图片和身体各部的运动路线，然后详细阅读文字说明，初步了解动作的过程和要领。要按分解动作逐个学习，然后连成完整动作，当一个动作熟练后，再进行分段和整套演练。此外，还要按照要领和要点反复体会动作，边学边巩固，每当看图解学完一组动作后连接起来复习，然后再与前组所学动作一起复习巩固，这样才会收到良好效果。

（四）有的动作看图解进行单独学习可能较为困难，为提高学习效果，可以三人一组相互配合学练，一人阅读图解，一人做动作，一人根据文字及图进行检查。掌握动作后相互传授，纠正错误，逐步提高。

（五）要固定好方向，初学时不能经常变换练习方向，否则容易弄错动作方向，影响学习效果。

思考题

1. 简要阐述健身气功教学的五个阶段。

2. 举例说明教学方法的具体应用。

3. 健身气功教学课结构的具体内容是什么？

第九章　健身气功的竞赛组织与评判

内容提要：组织健身气功项目竞赛是为练功群众提供相互学习、切磋技艺、共同提高的重要平台，既可彰显群众体育的魅力，也可体味项目比赛的激情，是推动健身气功事业健康发展的有效手段。本章主要对健身气功竞赛的组织工作、编排与记录、竞赛通则与评分方法、裁判方法以及竞赛图表等进行了介绍。

第一节　健身气功竞赛的组织工作

健身气功竞赛的组织工作主要有制定竞赛规程、成立竞赛组织机构，以及落实各项竞赛事宜和组织裁判队伍等内容。

一、制定竞赛规程

竞赛规程是整个比赛工作的纲领性文件，是竞赛组织者和参加者必须遵循的重要依据。制定规程要求文字简练准确，内容周全，应当提前较长一段时间发至有关单位和人员，从而留有足够的时间让参赛者理解规程并做好各项准备工作。竞赛规程内容主要包括以下几个方面，可根据实际活动酌情增减。

（一）竞赛名称；

（二）目的任务；

（三）主办单位和承办单位；

（四）竞赛日期与地点；

（五）竞赛项目；

（六）参赛和竞赛办法；

（七）报名和报到；

（八）录取名次与奖励办法；

（九）裁判队伍、仲裁委员会、竞赛监督委员会的组成；

（十）注意事项。

二、成立竞赛组织机构

组织委员会是负责整个竞赛工作的临时领导机构，主要由主办单位、承办单位、参加单位、竞赛委员会、竞赛监督委员会、仲裁委员会和裁判委员会等有关人员组成，决定大会的组织方案，指导大会竞赛工作。组委会设主任委员 1 人，副主任委员若干人，委员若干人。组委会下设有秘书处、竞赛委员会、竞赛监督委员会、仲裁委员会、裁判委员会等，分工负责行政、竞赛、裁判等方面事宜。

（一）秘书处（或办公室）

秘书处主要负责宣传教育、活动安排、经费使用、人员报到、生活管理、医疗卫生、安全保卫，以及开幕式、闭幕式和观众的组织。根据交流展示的规模，秘书处亦可下设宣传组、总务组、接待组、保卫组、医务组等。

（二）竞赛委员会

竞赛委员会是具体落实交流展示竞赛业务的机构。根据不同的竞赛规模，可成立竞赛委员会、竞赛部或竞赛处。竞赛委员会主要职责是制定竞赛规程，负责参赛队报名和审核，编排大会秩序册，落实场地器材，准备裁判用品，设计制作奖品；成立竞赛监督委员会、仲裁委员会，选派总裁判长、副总裁判长、裁判长和裁判员，并负责业务学习及联络协调工作，组织召开裁判人员、领队及教练员联席会议；组织竞赛秩序册编排和抽签工作，负责每日竞赛组织实施、成绩公告，编印总成绩册，安排实施发奖仪式。

（三）竞赛监督委员会

竞赛监督委员会对仲裁、裁判工作实行监督，但不干预仲裁委员会和裁判人员职权范围内的工作，不改变裁判人员、仲裁委员会的裁决结果，主要处理赛风赛纪问题。

（四）仲裁委员会

仲裁委员会主要受理参赛队本队对裁判人员履行竞赛规程、规则有异议的申诉，并及时进行调查、听证、审议和做出裁决，裁决的时限不得影响正常比赛以及名次的评定和发奖。召开仲裁委员会会议，出席人数超过半数作出的决定方为有效。仲裁委员会成员不参加与本人所在单位有牵连问题的讨论与表决。仲裁委员会对申诉所作出的决定为最终裁决，并报大会组委会备案。裁决评判是正确的，参赛队必须坚决服从。裁决评判是错误的，仲裁委员会可视情况对裁判员进行教育或职权范围内的处置，并可建议有关部门给予相应的组织处理，但不能改变评判结果。

（五）裁判委员会

裁判委员会由总裁判长、副总裁判长、裁判长以及裁判员等人员组成，负责大会竞赛期间的裁判工作。

三、裁判队伍组织与职责

裁判队伍素质如何直接决定着竞赛的组织工作。因此组织裁判队伍第一位的是做好选拔工作。选拔裁判人员的基本条件是：品行端正，作风正派，身体健康，精力充沛，具有良好的敬业精神和职业道德；掌握一定的健身气功功法技术和专业基础理论；熟悉健身气功竞赛规则，并熟练地掌握裁判法，能严肃、认真、公正、准确地做好裁判工作。大型比赛的裁判组织及分工如下：

（一）总裁判组

设总裁判长 1 名，副总裁判长 1~2 名。总裁判长组织大会的全部裁判工作，检查落实竞赛前各项准备工作，保证竞赛规则的执行；有权解释竞赛规则，但不能修改竞赛规则；在比赛中有权调动裁判人员工作和纠正裁判人员的错误；审核并宣布比赛成绩，负责大会的裁判工作总结。副总裁判长协助总裁判长工作，在总裁判长缺席时代行总裁判长职责。

（二）裁判组

1. 裁判长：负责裁判人员的业务学习，具体组织裁判工作；比赛中执行因个人原因造成功法重做的扣分；演示的整套动作时长同背景音乐时长不吻合的扣分；集体项目参赛队员多人或少人的扣分；着装不符合指定式样的扣分；对裁判人员的错误，可向总裁判长提出处理建议。

2. 裁判员：在裁判长的领导下工作；严格执行竞赛规则，独立进行评分，并做好详细记录；A 组裁判员负责参赛队员动作规格评分；B 组裁判员负责参赛队员演示水平评分。

3. 计分、计时员：计分员负责记录评分结果并计算比赛成绩。计时员负责卡计竞赛演示时长。

（三）编排记录组

设编排记录长 1 名，编排记录员 2 名。负责审查报名表及相关材料，编排竞赛秩序册，准备竞赛表格，审核竞赛成绩及竞赛名次排列，编排竞赛成绩册等。

（四）检录组

设检录长 1 名，检录员 2 名。按照比赛顺序及时进行检录；检查上场参赛队员服装，核对号码；引导参赛队员入场，向裁判长报送参赛队员检录表。

（五）宣告员、放音员和摄像员

宣告员负责比赛现场的解说工作，介绍项目知识和竞赛的有关情况，宣告比赛成绩。放音员负责背景音乐的准备及比赛现场音乐的播放。摄像员负责比赛实况的摄像，为竞赛监督委员会、仲裁委员会提供和播放相关录像，向竞赛委员会提交全部比赛录像带。

第二节　健身气功竞赛的编排与记录

健身气功竞赛的编排与记录是赛前的一项重要基础工作，直接关系到比赛能否科学、合理、有序地进行。因此，编排记录工作要细致周密，统筹兼顾。既要保证参赛队员在相同的条件下发挥技术水平，又要考虑裁判员的劳逸结合。在尽可能的情况下，项目编排也要注意到观众的需求。

一、编排的原则

（一）每场比赛的时间须大体相同。

（二）每场竞赛中，如设两个（或以上）比赛场地同时进行比赛时，两个（或以上）场地的比赛时间大体相同。

（三）两个（或以上）场地进行比赛时，应安排不同项目的比赛。

（四）同一项目的比赛应尽量集中在同一场或同一天比完，如不能完成比赛时，则应安排同一裁判组在第二天的同一时间、场地进行。

（五）每场比赛对每一参赛队员来说最好只安排一项，若必须有两项，则应考虑有较宽余的间歇时间，以防止参赛队员过度疲劳或造成忙乱现象。

（六）每一项比赛的第一出场者，力求尽可能分散到不同参赛代表队中，如自然抽签结果不合理，应有相应的调整办法。

（七）同一代表队的参赛队员尽量不同时上场参加个人项目比赛。

（八）同一组裁判员最好在每场次中担任一个场地比赛的裁判工作。若必须兼任两个场地的裁判工作，则需要充分考虑调动的时间，以确保竞赛的顺利进行。

二、编排的步骤与方法

(一)熟悉竞赛规程

依据竞赛规程中竞赛日期、日程、竞赛内容、竞赛办法及有关竞赛规定,拟出编排的基本方案。

(二)做好审查统计

编排工作的审查,主要是指对参赛单位报名表的仔细审查,看其中是否有与竞赛规程要求不相符合的地方。如发现问题,应及时上报主办单位,联络报名单位,给予妥善解决。审查工作完成之后,要统计参赛代表队队数、各参加代表队的人员(男女参赛队员要分别进行统计)和各参赛项目所参加的人数。

(三)制定竞赛日程表

首先,计算所有竞赛项目的所需时间。每一项目的所需时间应包括参赛队员进场、退场、演示、裁判评分和示分的时间。第二,将所有项目所需的时间,相对平均地分配到规程所规定的竞赛天数中,得出每天应完成项目的竞赛时间。第三,根据每场实际工作时间计算出每天进行竞赛的场次,并把竞赛内容合理分布到每一个场次中。最后,按所定方案制定出竞赛日程表。

(四)竞赛分组

根据竞赛的内容和场次,将不同的竞赛项目和组别合理地分配到每一个场次中,并以抽签的方式排好出场顺序。

(五)检查校对

整个竞赛日程、内容确定之后,要认真地进行检查校对,防止出现遗漏和重复编排的现象。

(六) 编印秩序册

三、编排组的记录

(一) 竞赛前，要准备竞赛表格，并送交裁判组。

(二) 竞赛期间，要及时从裁判组收回每场比赛的成绩记录表，核查计分员的记录结果，检查裁判长是否签名。每场比赛的成绩记录都要细心保存，以备查询。

(三) 及时将每场比赛的成绩送竞赛委员会公布。

(四) 竞赛结束，及时做好名次录取工作，并经总裁判长签字后送竞赛委员会。

第三节 健身气功竞赛通则与评分

一、竞赛通则

(一) 竞赛性质

健身气功作为一项体育运动，虽然以彰显群众体育的特性为主，但同样有竞赛的可行性和必要性。健身气功项目竞赛同其他竞技项目一样，既可进行个人赛、集体赛、团体赛，也可按年龄、性别分组进行比赛。

(二) 竞赛内容

国家体育总局审定批准的健身气功功法均可作为竞赛内容，但具体比赛项目的设置要依据每次比赛的规程确定。目前，以国家体育总局编创推广的四种健身气功为交流展示或竞赛的内容，每套功法可设为一个比赛项目。

（三）背景音乐

以不带口令词的原配乐曲为演示四种健身气功相应的背景音乐。

（四）参赛服装

裁判人员、参赛队员应着大会指定的服装,并佩戴相应的标志。

（五）比赛顺序

在竞赛委员会和总裁判长的组织下，由编排记录组实施抽签，决定参赛队（队员）的比赛顺序。

（六）赛前检录

参赛队员在赛前 30 分钟到达指定地点报到，参加第一次检录，赛前 10 分钟进行第二次检录，未能按时参加检录或上场比赛按弃权处理。

（七）参赛礼仪

参赛队员听到上场点名和完成比赛项目后，应向裁判长施礼。

（八）示分办法

个人赛和集体赛的比赛成绩施行当场公开示分。

（九）名次确定

1. 个人单项或集体单项名次。按比赛成绩由高到低排列名次。比赛成绩得分相等时，演示水平得分高者列前；如仍相等，以动作规格得分高者列前；如仍相等，以动作规格分平均值计算前的最高分高者列前；如仍相等，名次并列。

2. 团体名次。按比赛成绩由高到低排列名次。团体总分相等时，以集体项目总分高者列前；如仍相等，以单项赛名次高者列前；如仍相等，名次并列。

（十）申诉规定

1. 申诉的主体为各参赛代表队，不受理参赛队员个人的申诉。

2. 申述的内容为参赛队本队对裁判评判的异议，一次申诉仅限一项内容。

3. 在参加一个项目的本队（队员）比赛结束后30分钟内，由领队或教练员向仲裁委员会提出书面申诉，同时交付一定的申诉费，否则不予受理。如申诉被裁决正确，退回申诉费；如申诉被裁决不正确，将申诉费奖励优秀裁判员。

二、评分方法与标准

（一）评分方法

每个比赛项目满分为10分，其中动作规格分值为5分，演示水平分值为5分。采取裁判长、A组裁判员扣分制和B组裁判员给分制相结合的评分方法。

（二）评分标准

1. 动作规格

动作规格扣分累计不超过4分（含4分），A组裁判员根据下列错误类型每出现一次扣0.1分。同一错误在同一动作中出现多次，同一动作出现多种错误或多人次在同一动作中出现错误，累计扣分最高为0.4分。

动作类：肢体动作不符合功法规格标准，不规范的口型和发音。

平衡类：不属规范动作内的肢体移动、晃动。

呼吸类：明显的气喘或憋气。

神态类：意念不集中的分神、走神。

其他类：遗忘动作，动作与背景音乐不合拍，服饰影响动作等。

2. 演示水平

演示水平分值为3个档次，每个档次分为3级，共分9个分数段。给分的方法是先确定给分的档次再确定给分的级别，尔后在对应的分数段中以0.05为单位的倍数给分（小数点后第二位数或者是 0 或者是 5）。

评分档次：

档次	级别	分　数
优秀	1 级	5.00～4.80
	2 级	4.75～4.50
	3 级	4.45～4.10
良好	1 级	4.00～3.80
	2 级	3.75～3.50
	3 级	3.45～3.10
一般	1 级	3.00～2.80
	2 级	2.75～2.50
	3 级	2.45～2.10

评判标准：

凡动作规范、呼吸顺畅、意念集中、演示神韵与项目规格标准及特点融合、动作和队形整齐、动作与背景音乐和谐一致者，视为优秀。

凡动作较规范、呼吸较顺畅、意念较集中、演示神韵与项目规格标准及特点较融合、动作和队形较整齐、动作与背景音乐配合较一致者，视为良好。

凡动作不规范、呼吸不顺畅、意念不集中、演示神韵与项目规格标准及特点不融合、动作和队形不整齐、动作与背景音乐配合不一致者，视为一般。

3. 裁判长扣分

比赛中因参赛队员个人因素造成的重做扣 1 分。参赛队员演示结束时间每提前或滞后 3 秒钟扣 0.1 分，累计扣分不超过 0.3 分。集体赛每多或缺 1 名参赛队员扣 0.5 分。着装不符合指定的式样扣 0.1~0.3 分。

（三）得分计算

1. 动作规格的平均分和演示水平的平均分以及参赛队（队员）的最后得分分别计算到小数点后第二位数，小数点后第三位数不做四舍五入。

2. A 组 3 名裁判员评分的平均值为参赛队（队员）动作规格得分。

3. B 组 3 名裁判员评分的平均值为参赛队（队员）演示水平得分。

4. 参赛队（队员）动作规格得分与演示水平得分之和减去裁判长扣分为其最后得分。

第四节　健身气功竞赛的裁判方法

健身气功是中国的传统体育项目，具有独特的运动技艺，在裁判评分上也有其特殊性。如果说诸多体育项目是以显现外部肢体动作为重点的话，那么健身气功仅仅外部形态上符合规格、达到标准是远远不够的，更需要从内在的呼吸、精神意识以及整体演示所表现的水平等方面作出综合评判。

一、动作规格的评判

动作规格分是对参赛队员每一个技术动作是否合乎功法要求的评判。根据健身气功的项目特点，这种评判通常从形、气、神等方面予以考查。动作类主要是观察参赛队员肢体动作的造型和运动方法以及口型、发音的正确性，如定势动作主要看参赛队员的造型是否合乎规定动作，运动过程主要看参赛队员肢体动作的运行路线是否符合功法要求。呼吸类主要是观察参赛队员的呼吸是否合乎功法特殊要求，同时观察呼吸是否深、长、匀、细，以及是否出现了明显的气喘或憋气现象。神态类主要是观测参赛队员是否意念集中，这类评判主要是看参赛队员是否出现了分神、走神等现象。此外，凡参赛队员在演示过程中出现了动作不应有的停顿甚至中断现象，可视为动作出现了遗忘。对于演示中参赛队员肢体出现了不属规范动作内的移动、晃动，以及动作与背景音乐不合拍等现象，裁判员也要给予相应的扣分。

对于动作规格的扣分，原则是根据错误类型每出现一次错误扣 0.1 分，但评判过程中要注意把握动作规格的扣分累计不能超过 4 分（含 4 分），对于同一错误在同一动作中出现多次，同一动作出现多种错误或多人次在同一动作中出现错误，累计扣分最高为 0.4 分。比赛场上，往往是多个参赛队员同时进行演示，而且动作稍纵即逝，每一位执行动作规格评分的裁判员，只有熟悉和掌握每个动作的易犯错误和扣分点，才能在边看边记的过程中，做到快速准确的评判。

二、演示水平的评判

演示水平是根据参赛队员的整体动作、呼吸和意念等的给分评判，总体上是一种比较评估的评判方法。这种评判方式要求裁判员既要全面掌握竞赛规则，还要对评判的功法做到了如指掌，通过观察能够及时准确评估出参赛队员应处的分值档次和级别，从而使评判结果趋于相对合理。

所谓动作规范，除参考动作规格外，应从动作的协调、节奏和劲力运化程度等方面予以评判。其中的动作协调，主要是观察参赛队员身体各部位之间的配合，如上下肢配合不协调，四肢与躯干动作脱节，动作不连贯或转接生硬等，都是动作不协调的表现。其中动作节奏，主要观察参赛队员对动、静、快、慢的处理技巧，是否达到动静有致和快慢有韵的节奏变化。其中劲力运化程度，主要观察参赛队员贯注在动作中的内劲是否顺达。虽然健身气功动作不强调劲力体现，但每一个动作的完成都离不开内隐劲力的运化，动作紧张僵硬、松懈软弱、起伏转折没有变化以及"断劲"，都是劲力运化不顺达的表现。

评判参赛队员的呼吸顺畅，既要观察参赛队员的呼吸是否出现有明显的气喘或憋气现象，更要观察参赛队员的呼吸与动作的匹配程度。健身气功功法对呼吸的总体要求是，开的动作要吸气，合的动作要呼气；上提的动作要吸气，下沉的动作要呼气；向外的动作要呼气，向内的动作要吸气。一般情况下，如果参赛队员没有明显的气喘或憋气现象，并且按照上述要求呼吸的频率与动作的速度相匹配，则评判为呼吸顺畅。

在评判过程中，意念是否集中是一个比较难以判断的指标。在实际评判中，除了观察参赛队员因注意力不集中出现的分神、走神等现象外，主要是观察其精神贯注程度以及眼神与动作的配合程度加以判断。

演示神韵与项目规格标准及特点融合的评判，主要从演示者的精神面貌以及演示风格与功法特点的相符程度等方面进行评估。精神面貌是演示者所表现出来的精神状态。良好的精神面貌是一种安静祥和、沉稳但又富有生机的状态，不好的精神面貌则表现出焦躁、激动或者低迷的状态。在评判过程中，个人赛主要观察个人气质、面部表情和眼神等，集体赛还需要观察整体的气势、面目表情的总和等。如集体赛中演示队伍的个体气质高雅、面目表情柔和、整体气势恢宏等，则可认为精神面貌积极向上。风格是参赛队员演示过程中所体现出的技术特点和运动风貌。评判过程中，首先要看参赛队员的演示对健身气功基本风格的体现如何，其次要看演示是否符合所练功法的技术风格，最后还要看整套功法前后演示风格是否一致。对于演示中参赛队员合理地展现个性风格是允许的，但参赛队员展现的个性风格要以不破坏所演示功法的基本风格为前提，否则就会影响演示水平的评分。

在进行集体比赛时，动作和队形整齐划一既反映团队精神水平，也有助于提高观赏性，更重要的是代表了功法竞赛水平。如果每个参赛队员都按照功法的要求进行演示，就不可能出现散乱的现象。因此，裁判员要根据队形编排、动作要领以及整体的配合作出判断，这也是评判演示水平的一项重要内容。

动作与背景音乐和谐一致，是指伴奏音乐的韵律与动作的匹配程度。健身气功功法的伴奏音乐应以柔和、舒缓、连贯轻松为主旋律，根据功法特点、动作速度，匹配音乐的节奏、旋律等。一般而言，动作中的旋律应比静养时快一些，音调高一些，这是因为有适宜的音乐介入，容易让习练者集中思想，提高健身功效。国家体育总局推广的四种健身气功，每一种功法的背景音乐都是根据功法的自身特点而创作的。在进行四种健身气功竞赛的动作与背景音乐和谐一致评判时，一是判别是否用了与功法相匹配的背景音乐，二是评判视听动作与背景音乐的旋律是否和谐协调。

关于演示水平的评判，不同的功法竞赛项目有不同的风格和特点，既要突出重点注意全面，又要有所区别注意联系。这些都需要裁判员认真总结经验，切实得体地把握好评分尺度，不能前紧后松或前松后紧。特别是对不能在同一时间、同一场次全部完成评判的项目，更要注意到前后评判尺度的统一性。

三、裁判长扣分的评判

健身气功功法竞赛中裁判长的扣分一般设四项内容，即参赛队员重做的扣分，演示结束时间提前或滞后的扣分，集体赛多人或缺人的扣分，以及参赛队员着装不符合指定式样的扣分。"重做"扣分是指因动作遗忘、失误等个人因素造成的重做扣分，不包括因客观原因造成比赛中断后的重做。评判演示结束时间提前或滞后超过时间规定的扣分，关键是把握好参赛队员演示结束提前或滞后的时间。着装不符合指定式样的扣分和集体赛中多人或缺人的扣分，裁判长一方面要认真听取检录人员的提醒，另一方面还要亲自进行现场的认真复核。

四、四种健身气功技术风格及常见错误

(一) 健身气功·易筋经

1. 技术风格

动作舒展，柔和匀称，协调美观，刚柔相济，注重伸筋拔骨和脊柱的旋转屈伸。呼吸自然、柔和、流畅，不喘不滞。精神放松，意识平静，做到意随形走，用意要轻，似有似无。

2. 常见错误

表 9-1　健身气功·易筋经常见错误

动　作	错 误 内 容
韦驮献杵第一势	1. 两掌内收胸前时，耸肩抬肘或过度松肩坠肘 2. 两掌掌面相合过紧
韦驮献杵第二势	两臂侧举时，不呈水平状
韦驮献杵第三势	1. 两掌上托时，屈肘 2. 提踵上托时，失去平衡
摘星换斗势	1. 目上视时，挺腹 2. 左右臂动作不协调，不到位
倒拽九牛尾势	1. 两臂屈拽用力僵硬 2. 两臂旋拧不够

(续表)

动 作	错 误 内 容
出爪亮翅势	1. 扩胸展肩不充分 2. 两掌前推时，不用内劲，而是用力 3. 呼吸不自然，强呼强吸
九鬼拔马刀势	1. 屈膝合臂时，身后之臂放松 2. 屈膝下蹲时，重心偏移 3. 头部左右转动幅度过大
三盘落地势	1. 下蹲时，直臂下按 2. 下蹲幅度不符合要求 3. 忽略口吐"嗨"音
青龙探爪势	1. 身体前俯时，动作过大，重心不稳，双膝弯曲 2. 做"龙爪"时，五指弯曲
卧虎扑食势	1. 俯身时耸肩，含胸，头晃动 2. 做"虎爪"时，五指未屈或过屈
打躬势	1. 体前屈时，两腿弯曲 2. 体前屈时，脊柱自颈向前拔伸蜷曲顺序不对；后展时，从尾椎向上逐节伸展顺序不对
掉尾势	1. 体前屈时，两腿弯曲 2. 摇头摆臀时，交叉手及重心左右移动
收 势	两臂上举时，仰头上视

（二）健身气功·五禽戏

1. 技术风格

动作到位，合乎规范，特别是动作的起落、高低、轻重、缓急、虚实要分辨清楚，不僵不滞，柔和灵活。功法演示要注重神韵，形象要逼真，努力做到"演虎像虎""学熊似熊"。虎戏要仿效虎的威猛气势，虎视眈眈；鹿戏要仿效鹿的轻捷舒展，自由奔放；熊戏要仿效熊的憨厚刚直，步履沉稳；猿戏要仿效猿的灵活敏捷，轻松活泼；鸟戏要仿效鹤的昂首挺立，轻盈潇洒。

2. 常见错误

表9-2　健身气功·五禽戏常见错误

动　作		错 误 内 容
起势调息		1. 两掌上下运行路线不合乎要求
		2. 两臂运行时，动作僵硬不柔和
虎戏	虎举	1. 十指撑开、屈指、外旋握拳三个环节不明显
		2. 两拳上提下拉不在一条直线上
	虎扑	1. 脊柱蠕动和两臂弧形运动不协调
		2. 引腰前伸时，躯干、上肢未与地面平行
鹿戏	鹿抵	1. 腰部侧屈拧转幅度不够，上臂鹿指未超过下臂鹿指
		2. 上步角度不准确，重心未在前腿
	鹿奔	1. 背部"横弓"与躯干"竖弓"不明显
		2. 两脚收回交换不轻灵、柔和
熊戏	熊运	1. 腰腹运动未走立圆，下肢摇晃
		2. 两掌划圆与腰腹运动不协调
	熊晃	1. 上步提髋动作不充分
		2. 拧腰晃肩两腰侧未牵动
猿戏	猿提	1. 耸肩、缩胸、夹肘、提腕、收腹、提踵不充分
		2. 上提时，失去平衡
	猿摘	1. 左顾右盼未能表现猿猴眼神的灵敏
		2. 采摘时，肢体动作未能充分伸展
鸟戏	鸟伸	1. 两手在头前上方时，提肩、缩项、挺胸、塌腰不充分
		2. 单腿支撑时，失去平衡，后抬腿外摆
	鸟飞	1. 两臂摆动僵硬不柔和
		2. 单腿支撑时，失去平衡
引气归元		1. 两掌运行路线不清
		2. 两掌向前拢气高于胸部

（三）健身气功·六字诀

1. 技术风格

动作舒展大方、缓慢柔和、圆转如意，犹如行云流水，婉转连绵，似人在气中、气在人中，表现出独特的宁静、阴柔之美。呼吸要吐唯细细，纳唯绵绵，有意无意，绵绵若存，绝不可故意用力使腹部鼓胀或收缩。意念与舒缓圆活的动作、匀细柔长的吐气发声相结合，寓意于气（呼吸），寓意于形。

2. 常见错误

表 9-3　健身气功·六字诀常见错误

类　型		错　误　内　容
思　想		思想不安静，精神不集中，情绪紧张焦虑
读音、口型与气息		1. 过分强调口型而忽略气息 2. 憋气 3. 发音不准 4. 声音过大
动作	预备势	1. 两膝站立过直或过屈 2. 挺胸抬头，目视远方
	起　势	1. 两掌上托时，两肘向后、挺胸 2. 两掌向前拨出时，挺胸凸腹 3. 两掌轻覆肚脐静养时，两肘后夹紧抱肚脐
	嘘字诀	1. 穿掌、吐气不协调 2. 穿掌向斜前方 3. 转体时，身体重心前倾或后坐
	呵字诀	两掌捧起屈肘时，挺胸抬头
	呼字诀	两掌外开时，挺腰凸腹
	呬字诀	1. 立掌、展肩扩胸、藏头缩项未按次序完成 2. 藏头缩项时，头后仰过大
	吹字诀	屈膝下蹲，两掌沿腰骶、双腿外侧下滑时，动作僵硬不自然
	嘻字诀	两掌上提外开幅度过大或过小
动作与气息		动作与气息未协调一致，吐气时间过长或过短

（四）健身气功·八段锦

1. 技术风格

动作柔和缓慢，圆活连贯，轻松自如，舒展大方，重心平稳，虚实分明，轻飘徐缓，上下相随，节节贯穿，松紧结合，动静相兼。神与形合，气寓其中，做到内实精神，外示安逸，意动形随，神形兼备，呼吸顺畅，不可强吸硬呼。

2. 常见错误

表9-4 健身气功·八段锦常见错误

动 作	错 误 内 容
预备势	抱球时，拇指上翘，其余四指朝向地面
两手托天理三焦	两掌上托时，抬头不够，至上举时松懈断劲
左右开弓似射雕	端肩，弓腰，八字脚
调理脾胃须单举	掌指方向不正，肘关节没有弯曲度，上体不够舒展
五劳七伤往后瞧	上体后仰，两肩歪斜
摇头摆尾去心火	摇转时，颈部僵直，尾闾摇动不圆活
两手攀足固肾腰	1. 两手向下摩运时，膝关节弯曲 2. 向上起身时，起身在前，举臂在后
攒拳怒目增气力	1. 冲拳时上体前俯，端肩，掀肘 2. 拳回收时，旋腕不明显，抓握无力
背后七颠百病消	上提时，端肩，身体重心不稳
收 势	收功随意，动作结束后心浮气躁，或急于走动

第五节　健身气功竞赛图表

一、健身气功竞赛场地示意图

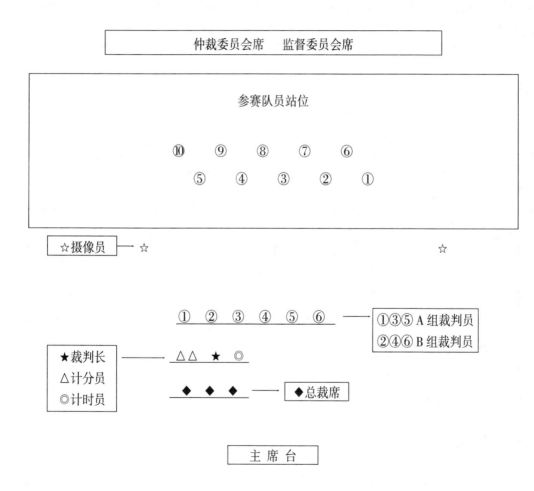

二、健身气功竞赛表格

健身气功竞赛报名表

代表队_____ 领队_____ 性别_____ 教练员_____ 性别_____ 性别_____

编号	姓名	性别	民族	工作单位及职位	身份证号码	个人项目				集体项目			
						易筋经	五禽戏	六字诀	八段锦	易筋经	五禽戏	六字诀	八段锦
1													
2													
3													
4													
5													
6													
7													
8													
9													
10													

注：1. 在选赛项目栏内画√；2.此表一式两份分别填报主办方和承办方。

单位：（盖章）

填报时间： 年 月 日

健身气功比赛项目统计表

序号	单　位	个人项目					集体项目				
		易筋经	五禽戏	六字诀	八段锦	合计	易筋经	五禽戏	六字诀	八段锦	合计
1											
2											
3											
4											
5											
6											
7											
8											
9											
10											
11											
12											
13											
14											
15											
16											
17											
18											
19											
20											
21											
22											
23											
24											
25											
26											
27											
28											
29											
30											
总计											

健身气功参赛人员统计表

序号	单　位	参赛队员			教练员			领　队			工作人员			合计
		男	女	小计	男	女	小计	男	女	小计	男	女	小计	
1														
2														
3														
4														
5														
6														
7														
8														
9														
10														
11														
12														
13														
14														
15														
16														
17														
18														
19														
20														
21														
22														
23														
24														
25														
26														
总计														

动作规格评分表

项目_____　第____场　第____组　第____号裁判员

序号	单位	姓　名	动作类次数	平衡类次数	呼吸类次数	神态类次数	其他类次数	扣分	得分
1									
2									
3									
4									
5									
6									
7									
8									
9									
10									
集体赛扣分合计									

演示水平评分表

项目_____　第____场　第____组　第____号裁判员

序号	姓名（代表队）	优　秀 ①5.00~4.80 ②4.75~4.50 ③4.45~4.10	良　好 ①4.00~3.80 ②3.75~3.50 ③3.45~3.10	一　般 ①3.00~2.80 ②2.75~2.50 ③2.45~2.10
1				
2				
3				
4				
5				
6				
7				
8				
9				
10				

裁判长扣分表

项目_____　第____场　第___组

序号	姓名（代表队）	功法重做 1分/次	演示时间 0.1~0.3分/秒	多人缺人 0.5分/人	队员着装 0.1~0.3分/人	扣分合计
1						
2						
3						
4						
5						
6						
7						
8						
9						
10						

裁判长：_____

健身气功比赛检录（评分记录）表

项目_____　第____场　第___组　___月___日

序号	姓名（代表队）	A组裁判员评分			平均分	B组裁判员评分			平均分	合计得分	裁判长扣分	最后得分
		1	3	5		2	4	6				
1												
2												
3												
4												
5												
6												
7												
8												
9												
10												
11												
12												

检录长_____　　记录员_____　　裁判长_____

健身气功个人赛单项名次表

项目_____

名次	姓名	单位	成绩	备注
第一名				
第二名				
第三名				
第四名				
第五名				
第六名				
第七名				
第八名				

编排记录长_____   总裁判长_____

健身气功集体赛单项名次表

项目_____

名次	单位	成绩	备注
第一名			
第二名			
第三名			
第四名			
第五名			
第六名			
第七名			
第八名			
第九名			
第十名			
第十一名			
第十二名			

编排记录长_____   总裁判长_____

健身气功团体赛名次表

单位	编号	姓名	个人项目								集体项目								团体总分	团体名次
			易筋经		五禽戏		六字诀		八段锦		易筋经		五禽戏		六字诀		八段锦			
			得分	名次	得分	名次	得分	名次	得分	名次	得分	名次	得分	名次	得分	名次	得分	名次		
	1																			
	2																			
	3																			
	4																			
	1																			
	2																			
	3																			
	4																			
	1																			
	2																			
	3																			
	4																			

记录员_____　　编排记录长_____　　总裁判长_____

129

思考题

1. 健身气功竞赛组织工作的主要内容有哪些?
2. 裁判队伍各自分工及其职责是什么?
3. 简述健身气功竞赛中的编排步骤和方法。
4. 健身气功竞赛的评分标准与评分方法是什么?

第十章 健身气功管理

内容摘要： 加强健身气功管理，是党和国家在新的历史条件下赋予各级体育部门的一项重要任务。本章从具体工作出发，分别介绍了健身气功管理的组织体系、基本要求、主要内容以及管理干部应具备的能力等。

第一节 健身气功管理体系

一、健身气功的相关管理部门及职责

根据有关规定，健身气功管理的相关部门及职责是：

（一）各级体育部门是各级健身气功活动的业务主管部门；

（二）各级民政部门负责各级健身气功社团组织的登记管理；

（三）各级教育部门负责各级健身气功办学活动的审批管理；

（四）各级工商税务部门负责各级健身气功经营活动的审批管理；

（五）各级公安部门负责各级健身气功活动的治安管理；

（六）各级宣传部门负责各级健身气功活动的宣传管理。

二、健身气功的业务管理部门及职责

（一）经中编办批准，国家体育总局健身气功管理中心于2001年6月正式成立，为国家体育总局直属事业单位，是中国健身气功协会的常设办事机构，

内部实行行政领导负责制。国家体育总局2006年第9号令规定，国家体育总局是全国健身气功的业务主管部门，国家体育总局健身气功管理中心具体组织实施管理。

1. 主要任务：根据国家的法律、法规和中央关于健身气功方针政策，统一组织、指导健身气功的开展，加强健身气功规范化管理，将健身气功活动逐步纳入规范化、科学化、法制化的轨道。

2. 具体职责：（1）全面负责健身气功的业务管理，研究和制定健身气功的方针、政策、发展规划和管理制度，积极开展宣传工作；（2）审核、推广科学健康的健身气功方法；（3）制定健身气功辅导人员的管理制度，负责健身气功辅导人员的业务培训；（4）组织健身气功的科学研究；（5）对全国性健身气功活动进行业务管理，指导地方健身气功业务工作；（6）负责健身气功对外交流工作，负责在我国举办的国际健身气功活动的审批和组织工作；（7）协调组织人体科学研究；（8）负责中国健身气功协会的日常工作，广泛联系和团结社会各界人士，充分发挥协会的桥梁和纽带作用；（9）完成国家体育总局交办的其他工作。

3. 机构设置：

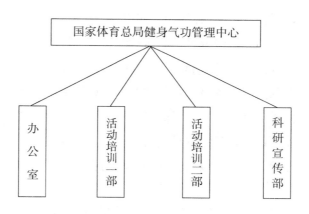

（二）国家体育总局2006年第9号令规定，地方各级体育行政部门是本行政区域健身气功的业务主管部门，负责当地健身气功的组织和管理。具体职责是：

1. 制定本地区健身气功发展规划和规章制度；

2. 对本地区开展健身气功活动的企事业单位、社会团体和个人进行业务管理；

3. 审批、检查本地区的健身气功活动；

4. 组织本地区相应级别健身气功社会体育指导员的技术培训、资格考核、等级评审和年检工作；

5. 负责本地区健身气功有关管理部门的牵头协调工作。

三、健身气功的社团组织及职责

经国家民政部批准，中国健身气功协会于 2004 年 5 月登记成立，属于非赢利性社会组织，是中华全国体育总会的团体成员。中国健身气功协会由各省、自治区、直辖市健身气功协会和各行业体协、高等院校体协、其他具有合法地位的健身气功社团组织以及热爱健身气功事业的人士组成。国家体育总局 2006 年第 9 号令规定，中国健身气功协会、地方各级健身气功协会按照其章程，协助体育行政部门做好有关管理工作。

（一）中国健身气功协会的宗旨

遵守中华人民共和国宪法、法律、法规和政策，遵守社会道德规范，团结全国健身气功工作者和爱好者，继承和弘扬中华悠久文化，倡导和普及群众性健身气功活动，为增强人民体质，促进社会主义物质文明和精神文明建设服务。

（二）中国健身气功协会的业务范围

1. 贯彻执行党和国家有关健身气功的方针、政策、法律、法规；

2. 开展调查研究，提出关于健身气功发展的意见与建议；

3. 举办国内外有关健身气功的活动；

4. 开展健身气功科学研究，促进学术交流；

5. 开展健身气功培训工作；

6. 编辑健身气功书刊、音像制品；

7. 依法保护协会的名称、旗帜、会徽和标志物等产权，并加以合理使用；

8. 承办国家体育总局、中华全国体育总会委托的有关健身气功的其他事宜。

（三）中国健身气功协会的机构设置

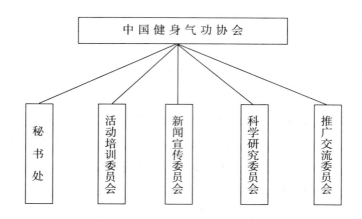

中国健身气功协会下设秘书处、活动培训委员会、新闻宣传委员会、科学研究委员会、推广交流委员会。

四、健身气功站点

健身气功站点是由体育行政部门会同有关部门管理的群众练习健身气功的场所，是健身气功管理的基层单位，站点各自独立存在，相互之间没有组织关系。

（一）站点标准

依法注册，按时年检；人员稳定，组织健全；场地适宜，保障有力；功法科学，活动经常；团结和谐，管理规范。

（二）站点负责人守则

掌握政策，依法管理；以人为本，服务到位；教管结合，倡导科学；热心公益，甘于奉献。

（三）辅导人员守则

持证上岗，定点教学；科学指导，服从管理；爱岗敬业，为人师表；传承文明，弘扬正气。

（四）习练人员守则

崇尚科学，反对迷信；遵纪守法，科学习练；尊师互助，热爱站点；强身健体，奉献社会。

第二节　健身气功管理基本要求

一、指导思想

高举邓小平理论和"三个代表"重要思想伟大旗帜，以科学发展观为统领，以构建社会主义和谐社会为目标，按照活动与建设并举、重在建设的原则，有所为有所不为，确保健身气功事业健康有序地发展，为满足群众多元化健身需求和维护社会政治稳定服务。

二、总体思路

国家体育总局健身气功管理中心成立后，经过广泛的调研和深入的实践，形成了健身气功管理工作"讲科学、倡主流、抓管理、促和谐"的总体思路。

——"讲科学"就是本着继承发展的态度，弘扬优秀的，改造落后的，抵制有害的，取其精华，去其糟粕，使传统气功在继承中扬弃，在发展中升华。

——"倡主流"就是强化阵地意识，倡导科学的健身理念，大力推广健康文明的功法，使站点习练者成为练功群众的主体，使健身气功成为气功活动的主导。

——"抓管理"就是贯彻依法行政的原则，落实规章制度，实施分类指导，坚持齐抓共管，创新管理模式，积极稳妥推进，使健身气功工作健康有序地发展。

——"促和谐"就是树立以人为本的观念，充分发挥健身气功强身健体、修身养性、平和心态、陶冶情操的作用，使健身气功项目更好地服务社会、造福人民。

三、工作原则

(一) 服从大局的原则

由于健身气功项目社会背景复杂，开展这一工作要强化政治意识、大局意识、责任意识。想问题、做决策、办事情都要用政治和全局的观点来审视，都要放在社会稳定的大环境中来考虑，既要考虑自身工作的发展，也要考虑给社会带来的影响。在处理发展与稳定的关系上，视发展为目标，视稳定为前提，想问题要有统筹的意识，做决策要有统筹的考虑，抓落实要有统筹的措施，不能顾此失彼，切忌从一个极端走向另一个极端。

(二) 积极稳妥的原则

所谓积极就是要把思想认识统一到中央的部署和要求上来，从构建和谐社会的高度来认识健身气功、发展健身气功、管理健身气功。所谓稳妥就是有领导、有组织、有计划地推进健身气功工作，不能操之过急，不能不讲究方式方法。强调积极并不意味着只讲热情，强调稳妥也不等于裹足不前。积极与稳妥互为因果关系，是动机和效果的统一体。如果工作不主动、不作为，就难以完成中央赋予体育系统的任务；如果不掌握节奏、不注意方法，也可能给社会带来不必要的麻烦。

（三）齐抓共管的原则

健身气功这一体育项目鲜明的政治性，决定了单靠体育部门的力量来管理是不够的，必须依靠社会有关部门力量的参与支持，共同做好"疏"与"堵"的综合治理工作。因此要防止和克服单打一的思想，积极争取有关部门的领导和支持。只有上下联动，各方互动，形成合力，才能把健身气功事业做大、做好、做出成效来。

（四）依法行政的原则

依法治体是社会主义市场经济条件下体育事业发展的必然要求。健身气功工作的政策性很强，也是国务院决定体育系统实施行政许可的项目。从事健身气功管理的同志要强化政策法规观念，加大依法行政的力度。同时，应结合健身气功发展的实际情况，不断建立和完善相关的法规制度。

（五）科学发展的原则

传统文化有精华也有糟粕，传统气功也是如此，既有益于人体健康的合理成分，也有宣扬愚昧迷信的内容。历史唯物主义认为，社会发展是一个"扬弃"的过程，这也是我们对待气功文化的根本立场。去伪存真和去粗取精，必须坚持科学的发展观，遵循科学的理性态度和科学的检验原则，把破与立紧密地结合起来，推陈出新，重在建设。建设不是一般意义上的传承和延续，而是从内涵到外延的不断综合、开拓、创造和更新。国家体育总局组织编创和推广的四种健身气功就是一个成功的范例。

第三节　健身气功管理主要内容

一、健身气功功法的管理

（一）申请审定批准健身气功功法，由具有法人资格的单位首先向当地省级体育行政部门提出，经省级体育行政部门组织专家学者进行评审，并征得有关部门同意后，向国家体育总局提出申请。

（二）申请审定批准的健身气功功法，应当具备下列条件：

1. 属于健身气功范畴；

2. 功理健康科学；

3. 按照科研课题的办法进行编创；

4. 经实践和科研检测健身效果明显。

（三）申请审定批准的健身气功功法，应当提交下列申报材料：

1. 申请书；

2. 申报者的身份证明；

3. 所编创功法的科研课题报告；

4. 功理、功法的文字和声像材料；

5. 反映健身效果的科研数据；

6. 有关学科专家评定推荐书；

7. 省级体育行政部门及有关部门的意见。

二、健身气功活动的管理

（一）举办业务培训、交流展示、科普讲座、报告研讨等健身气功活动，实行属地管理。举办全国性、跨省（区、市）的健身气功活动，经国家体育总局批准。省（区、市）内举办的健身气功活动，经具有相应管辖权限的体育行政部门批准；跨地区的健身气功活动，经所跨地区共同的上一级体育行政部门批准。参加人数在二百人以上的健身气功活动，除报体育行政部门审核批准外，还应当经同级公安机关许可。

（二）申请举办健身气功活动，应当具备下列条件：

1. 由具有合法身份的公民、法人或其他组织提出；

2. 所涉及的功法，必须是国家体育总局审定的健身气功功法；

3. 有与所开展活动相适应的场所；

4. 有必要的资金和符合标准的设施、器材；

5. 有健身气功社会体育指导员和管理人员；

6. 有活动所在场所管理者同意使用的证明；

7. 有相应的安全措施和卫生条件；

8. 法律法规规定的其他条件。

（三）申请举办健身气功活动，应当提前三十个工作日报送下列材料：

1. 申请书；

2. 活动方案（内容包括：举办者姓名、住址或名称、地址；功法名称；活动时间、地点、人数；健身气功社会体育指导员和管理人员情况等）；

3. 举办者合法的身份证明；

4. 活动场地管理者同意使用的证明；

5. 健身气功社会体育指导员和管理人员的资格证。

（四）从事健身气功活动，不得进行愚昧迷信或神化个人的宣传；不得扰乱社会秩序、损害他人身体健康；不得借机聚敛钱财；不得举办"带功报告""会功""弘法""贯顶"及其他类似活动；不得销售未经国家指定机构审查、出版的健身气功类图书、音像制品和电子出版物；不得出售"信息物"。

三、健身气功站点的管理

（一）健身气功活动站点是广大群众日常开展习练活动的组织形式，是由各级体育行政部门及健身气功业务主管部门会同当地有关部门共同管理的群众习练健身气功的场所。

（二）设立健身气功站点，应当经当地街道办事处、乡镇级人民政府或企事业单位有关部门审核同意，报当地县（市）或地（市）体育行政部门审批注册，并颁发注册证书。

（三）申请设立健身气功站点，应当具备下列条件：

1. 小型、分散、就地、就近、自愿；

2. 布局合理，方便群众，便于管理；

3. 不妨碍社会治安、交通和生产、生活秩序；

4. 习练的功法为国家体育总局审定的健身气功功法；

5. 负责人具有合法身份；

6. 有健身气功社会体育指导员；

7. 活动场所、活动时间相对固定。

（四）申请设立健身气功站点，应当报送下列材料：

1. 申请书；

2. 习练的健身气功功法名称；

3. 负责人的合法身份证明；

4. 健身气功社会体育指导员的资格证明；

5. 活动场地管理者同意使用的证明。

四、健身气功社会体育指导员的管理

（一）从事国家体育总局审定推广的健身气功功法辅导和管理的人员，均可申请社会体育指导员技术等级称号，统称"社会体育指导员（健身气功）"。

（二）社会体育指导员（健身气功）技术等级标准为：国家级、一级、二级、三级。

（三）国家级社会体育指导员（健身气功）称号由国家体育总局批准授予；一级社会体育指导员（健身气功）称号由省级体育行政部门批准授予；二级社会体育指导员（健身气功）称号由地区级体育行政部门批准授予；三级社会体育指导员（健身气功）称号由县级体育行政部门批准授予。

（四）健身气功社会体育指导员技术等级标准：

1. 三级健身气功项目社会体育指导员须具备：（1）习练健身气功满一年，功法技术考核达到合格以上。（2）掌握三级社会体育指导员公共理论和三级健身气功项目社会体育指导员专业理论，考试合格。（3）能够承担健身气功活动站点教学和管理工作，时间满一年。

2. 二级健身气功项目社会体育指导员须具备：（1）从事三级健身气功项目社会体育指导员工作满二年，两种健身气功功法考核达到良好以上。（2）掌握二级社会体育指导员公共理论和二级健身气功项目社会体育指导员专业理论，考试合格。（3）能够承担基层健身气功活动组织和指导工作。（4）具有指导、培训三级健身气功项目社会体育指导员的教学能力。

3. 一级健身气功项目社会体育指导员须具备：（1）从事二级健身气功项目社会体育指导员工作满两年，两种健身气功功法考核达到优秀。（2）掌握一级社会体育指导员公共理论和一级健身气功项目社会体育指导员专业理论，考试合格。（3）具有健身气功活动组织管理能力并在指导基层健身气功活动中取得突出成绩。（4）能够承担健身气功科学研究的任务。（5）具有指导、培训二级健身气功项目社会体育指导员的教学能力。

4. 国家级健身气功项目社会体育指导员须具备：（1）从事一级健身气功项目社会体育指导员工作满五年。（2）掌握国家级社会体育指导员公共理论和国家级健身气功项目社会体育指导员专业理论，考试合格。（3）具有丰富的健身气功工作组织管理能力和经验，能够承担国家或省（区、市）健身气功活动的组织工作和教学辅导工作，在指导基层健身气功活动中取得突出成绩。（4）在全国性有影响的学术刊物上发表过健身气功科研论文，或有健身气功科研成果，或获得全国健身气功工作先进个人称号。（5）具有指导、培训一级健身气功项目社会体育指导员的教学能力。

第四节　健身气功管理干部能力

健身气功工作不仅政治性强、政策性强，而且业务性也很强。健身气功管理干部的素质能力如何，直接关系到健身气功事业的发展成效，健身气功管理干部要着力提高五种能力。

一、对方针政策的贯彻能力

这些年，党和国家对健身气功工作高度重视，先后作出了一系列重要指示和要求，总局也对健身气功项目研究制定了不少管理办法和规定。这些指示精神和规定要求，是做好新的历史条件下健身气功工作的基本遵循和依据。从事这一工作的管理干部，必须认真学习，深刻领会，才能举好旗、迈好步，才能有做好工作的本钱，才能保证健身气功健康有序地发展。

二、对精华糟粕的鉴别能力

要想真正把健身气功管好，不懂科学、不懂业务是不行的。气功门派种类很多，有些功法往往是"精华"与"糟粕"混杂在一起，相互渗透，使人难以一切两半，好坏判然。这就要求健身气功管理干部必须要有科学的理性态度和足够的气功知识，从而增强工作的科学性，掌握工作的主动权。否则，就会上当受骗，甚至误入歧途。

三、对各种活动的组织能力

开展活动是体育项目的共同特点。健身气功情况复杂，对管理人员开展活动的组织能力提出了更高的要求。在健身气功管理中，要体现时代性、把握规律性、富于创造性，不断拓宽服务领域，不断创新服务手段，既要加强管理，又要依法行政。

四、对齐抓共管的协调能力

搞好健身气功工作，推广四种健身气功，必须依靠"合力"的作用。作为健身气功的管理干部，就要具备善于主动协调各方面的力量、共同做好健身气功工作的本领。在这方面要树立以我为主的思想，但不能单打独斗。争取领导的重视和有关方面的通力协作，是做好健身气功工作的重要前提。

五、对风险防范的应变能力

"法轮功"邪教和其他对社会有危害的气功组织带来的沉痛教训告诉我们，开展健身气功活动一定要有风险防范意识。作为健身气功的管理干部，不仅要懂政策、会管理，还必须具备防范风险的能力，做到建立机制、超前防范、临场有序、及时化解。

思考题

1. 健身气功管理有哪些基本要求和主要内容?

2. 建立健身气功站点的条件是什么?

3. 健身气功社会体育指导员的守则是什么?

附件一

健身气功管理办法

第一章　总　则

第一条　为加强对健身气功的管理，保障健身气功的健康发展，根据《中华人民共和国体育法》等法律法规，制定本办法。

第二条　在中华人民共和国境内开展健身气功相关的活动，适用本办法。

第三条　本办法所称健身气功，是以增进身心健康为目的，以自身形体活动、呼吸吐纳、心理调节相结合为主要运动形式的民族传统体育项目，是中华悠久文化的组成部分。

第四条　国家体育总局是全国健身气功的业务主管部门，国家体育总局健身气功管理中心具体组织实施管理。

地方各级体育行政部门是本行政区域健身气功的业务主管部门，负责当地健身气功的组织和管理。

中国健身气功协会、地方各级健身气功协会按照其章程，协助体育行政部门做好有关管理工作。

第五条　举办健身气功活动或设立健身气功站点，应当获得体育行政部门的批准。

体育行政部门收到举办健身气功活动或设立健身气功站点的申请后，应当于二十个工作日内做出批准或不批准的决定，并书面通知申请人。二十个工作日内不能做出决定的，经体育行政部门负责人批准，可以延长十个工作日，并将延长期限的理由告知申请人。

第六条　任何健身气功站点或健身气功功法名称均不得使用宗教用语，或以个人名字命名，或冠以"中国""中华""亚洲""世界""宇宙"以及类似字样。

第二章　健身气功功法

第七条　经国家体育总局审定批准的健身气功功法，统一定名为"健身气功·功法名称"，并颁发证书。

第八条　申请审定批准的健身气功功法，应当具备下列条件：

（一）属于健身气功范畴；

（二）功理健康科学；

（三）按照科研课题的办法进行编创；

（四）经实践和科研检测，健身效果明显。

第九条　申请审定批准健身气功功法，由具有法人资格的单位首先向当地省级体育行政部门提出，经省级体育行政部门组织专家学者进行评审，并征得有关部门同意后，向国家体育总局提出申请。

第十条　申请审定批准健身气功功法，应当报送下列材料：

（一）申请书；

（二）申报者的身份证明；

（三）所编创功法的科研课题报告；

（四）功理、功法的文字和声像材料；

（五）反映健身效果的科研数据；

（六）有关学科专家评定推荐书；

（七）省级体育行政部门及有关部门的意见。

第三章　健身气功活动

第十一条　举办健身气功业务培训、交流展示、功法讲座等活动，实行属地管理。

举办全国性、跨省（区、市）的健身气功活动，经国家体育总局批准。

省（区、市）内举办的健身气功活动，经具有相应管辖权限的体育行政部门批准；跨地区的健身气功活动，经所跨地区共同的上一级体育行政部门批准。

参加人数在二百人以上的健身气功活动，除报体育行政部门审核批准外，还应当按照《群众性文化体育活动治安管理办法》的规定经公安机关许可。

第十二条　申请举办健身气功活动，应当具备下列条件：

（一）由具有合法身份的公民、法人或其他组织提出；

（二）所涉及的功法，必须是国家体育总局审定批准的健身气功功法；

（三）有与所开展活动相适应的场所；

（四）有必要的资金和符合标准的设施、器材；

（五）有社会体育指导员和管理人员；

（六）有活动所在场所管理者同意使用的证明；

（七）有相应的安全措施和卫生条件；

（八）法律法规规定的其他条件。

第十三条 申请举办健身气功活动，应当提前三十个工作日报送下列材料：

（一）申请书；

（二）活动方案（内容包括：举办者姓名、住址或名称、地址；功法名称；活动时间、地点、人数；社会体育指导员和管理人员情况等）；

（三）举办者合法的身份证明；

（四）活动场地管理者同意使用的证明；

（五）社会体育指导员和管理人员的资格证明。

第十四条 承办健身气功活动，广告、赞助等管理和使用应当严格执行国家有关规定，并自觉接受审计、税务等部门的管理和监督。

第十五条 从事健身气功活动，不得进行愚昧迷信或神化个人的宣传，不得扰乱社会秩序、损害他人身体健康，不得借机聚敛钱财。

不得举办"带功报告""会功""弘法""贯顶"及其他类似活动。

不得销售未经国家指定机构审查、出版的健身气功类图书、音像制品和电子出版物；不得出售"信息物"。

第十六条 开展涉外健身气功活动，按外事活动的规定办理有关手续。

第四章 健身气功站点

第十七条 设立健身气功站点，应当经当地街道办事处、乡镇级人民政府或企事业单位有关部门审核同意，报当地具有相应管辖权限的体育行政部门审批。

第十八条 申请设立健身气功站点，应当具备下列条件：

（一）小型、分散、就地、就近、自愿；

（二）布局合理，方便群众，便于管理；

（三）不妨碍社会治安、交通和生产、生活秩序；

（四）习练的功法为国家体育总局审定批准的健身气功功法；

（五）负责人具有合法身份；

（六）有社会体育指导员；

（七）活动场所、活动时间相对固定。

第十九条　申请设立健身气功站点，应当报送下列材料：

（一）申请书；

（二）习练的健身气功功法名称；

（三）负责人的合法身份证明；

（四）社会体育指导员的资格证明；

（五）活动场地管理者同意使用的证明。

第二十条　批准设立健身气功站点的体育行政部门向获得批准的站点颁发证书，并组织年检。

第五章　社会体育指导员

第二十一条　从事国家体育总局审定批准的健身气功功法辅导和管理的人员，均可申请社会体育指导员技术等级称号，统称"社会体育指导员（健身气功）"。

第二十二条　社会体育指导员（健身气功）技术等级标准为：国家级、一级、二级、三级。

国家级社会体育指导员（健身气功）称号由国家体育总局批准授予；一级社会体育指导员（健身气功）称号由省级体育行政部门批准授予；二级社会体育指导员（健身气功）称号由地（市）级体育行政部门批准授予；三级社会体育指导员（健身气功）称号由县级体育行政部门批准授予。

第二十三条　申请社会体育指导员（健身气功）技术等级称号，均应向当地体育行政部门提出，按照《社会体育指导员技术等级制度》规定提供相关材料。

当地尚未开展此项业务，可以通过当地体育行政部门向上级体育行政部门申请培训和评审，由具有审批权限的体育行政部门批准授予。

第六章　奖励与处罚

第二十四条　各级体育行政部门对在健身气功工作中作出贡献的单位和个人，给予表彰和奖励。

第二十五条　违反本办法规定，体育行政部门及其工作人员不履行相应管理职责，造成不良影响的，对负有责任的主管人员和其他直接责任人员，依法给予行政处分；构成犯罪的，依法追究刑事责任。

第二十六条　违反本办法第六条和第十五条规定的，由体育行政部门配合公安机关等有关部门予以取缔或查处。违反治安管理行为的，依照《中华人民共和国治安管理处罚法》予以处罚；构成犯罪的，依法追究刑事责任。

第二十七条　违反本办法规定，擅自举办健身气功活动，或擅自设立健身气功站点的，由体育行政部门配合公安机关等有关部门予以取缔，并由公安机关根据《群众性文化体育活动治安管理办法》的规定进行处罚。

第二十八条　健身气功站点年检不合格的，由颁发证书的体育行政部门责令其整改，直至取消其资格，收回证书。

第七章　附　则

第二十九条　涉及香港、澳门特别行政区和台湾地区的健身气功活动，在遵守国家有关法律及其他规定的前提下，参照本办法执行。

第三十条　本办法自 2006 年 12 月 20 日起施行。国家体育总局 2000 年 9 月 11 日发布的第 4 号令《健身气功管理暂行办法》和国家体育总局办公厅 2003 年 1 月 13 日下发的《健身气功活动站、点管理办法》同时废止。

附件二

健身气功项目实施
《社会体育指导员技术等级制度》暂行办法

第一条 为加强健身气功社会体育指导员队伍建设，根据《社会体育指导员技术等级制度》（以下简称《制度》）和有关规定，结合本项目的具体情况，制定本办法。

第二条 在国家体育总局的领导下，由国家体育总局健身气功管理中心组织实施健身气功社会体育指导员技术等级工作，其主要职责：

（一）制定技术等级标准。

（二）制定培训大纲，编写专项理论教材。

（三）负责培训、考核、评审以及其他管理工作。

（四）指导各级体育行政部门实施技术等级工作，检查各地贯彻执行《制度》的工作。

（五）协助尚不具备条件的省（区、市）培训和评审健身气功一级社会体育指导员。

（六）向国家体育总局报告贯彻执行《制度》的情况。

第三条 各级体育行政部门按照《制度》规定权限，负责健身气功社会体育指导员技术等级评定工作，其主要职责：

（一）制定相应级别的技术等级发展计划。

（二）受理技术等级申请，负责培训、审批和日常管理。

（三）检查下级体育行政部门实施技术等级工作。

（四）向上级体育行政部门报告贯彻执行《制度》的情况。

第四条 技术等级称谓为：三级、二级、一级和国家级社会体育指导员（健身气功）。

第五条 健身气功社会体育指导员必须热爱祖国，遵纪守法，崇尚科学，传承文明，热爱公益，甘于奉献。

第六条 申请授予健身气功社会体育指导员技术等级称号者，应参加相应级别的业务培训和考核。

（一）健身气功三级社会体育指导员标准：

1. 习练健身气功满 1 年，1 套功法技术考核达到合格以上。

2. 掌握三级社会体育指导员公共理论和专业理论，考试合格。

3. 能够承担健身气功站点教学和管理工作，时间满 1 年。

（二）健身气功二级社会体育指导员标准：

1. 从事健身气功三级社会体育指导员工作满 2 年，2 套健身气功功法考核达到良好以上。

2. 掌握二级社会体育指导员公共理论和专业理论，考试合格。

3. 能够承担基层健身气功活动的组织工作。

4. 具有指导、培训健身气功三级社会体育指导员的教学能力。

（三）健身气功一级社会体育指导员标准：

1. 从事健身气功二级社会体育指导员工作满 2 年，2 套健身气功功法考核达到优秀。

2. 掌握一级社会体育指导员公共理论和专业理论，考试合格。

3. 具有健身气功活动组织管理能力并在指导基层健身气功活动中取得突出成绩。

4. 能够承担健身气功科学研究。

5. 具有指导、培训健身气功二级社会体育指导员的教学能力。

（四）健身气功国家级社会体育指导员标准：

1. 从事健身气功一级社会体育指导员工作满 5 年。

2. 掌握国家级社会体育指导员公共理论和专业理论，考试合格。

3. 具有丰富的健身气功工作组织管理经验，能够承担国家或省（区、市）健身气功活动的组织和教学辅导，在指导基层健身气功活动中取得突出成绩。

4. 在全国性有影响的学术刊物上发表健身气功科研论文，或有健身气功科研成果，或获得全国健身气功工作先进个人称号。

5. 具有指导、培训健身气功一级社会指导员的教学能力。

第七条 从事国家体育总局审定推广的健身气功功法的辅导和管理人员，符合《制度》有关规定和健身气功技术等级标准，均可申请并获得社会体育指导员技术等级称号。

第八条　申请健身气功社会体育指导员技术等级称号，均应向当地体育行政部门提出，按照《制度》规定提供相关材料。如当地尚未开展此项业务，可通过当地体育行政部门向上级体育行政部门申请培训和评审，由具有审批权限的体育行政部门批准授予。

第九条　健身气功社会体育指导员技术等级培训，采用集中与自学、统一考试相结合的方式，以《社会体育指导员技术等级培训大纲》（体群字〔2006〕207 号）为依据，适当增加自设内容的时数比例。

第十条　健身气功社会体育指导员技术等级考核内容包括公共理论、专项理论和专项技术。理论考试采取闭卷形式，成绩为百分制；专项技术采取实际演练测试，成绩为优秀、良好、合格和不合格。

（一）功法考核优秀标准：演练 1 套健身气功功法动作正确规范；身体协调、节奏顺畅；呼吸、意念及神态等方面体现功法特点，习练要领表现正确。

（二）功法考核良好标准：演练 1 套健身气功功法动作基本正确；呼吸、意念能够配合；能够掌握功法基本习练要领和特点。

（三）功法考核合格标准：演练 1 套健身气功功法的主要动作基本正确，能够连贯顺畅完成。

第十一条　具有审批权限的体育行政部门或其委托的部门受理申请后，应定期组织评审委员会进行考察和评审。评审委员会由体育行政部门、业务主管部门和有关专家或高于评定技术等级的健身气功社会体育指导员组成。国家级、一级社会体育指导员评审委员会人数为 7 人或 9 人，其中有关专家和健身气功国家级社会体育指导员不少于 4~5 人；二级、三级社会体育指导员评审委员会人数为 5 人或 7 人，其中高于评定技术等级的健身气功社会体育指导员不少于 3~4 人。

第十二条　评审委员会进行评审时，除考核理论和技术成绩外，应结合实际教学能力和组织活动能力进行综合评议。

第十三条　评审委员会形成评审结论后，由具有审批权限的体育行政部门作出批准或不批准的决定。

第十四条 被授予健身气功社会体育指导员技术等级称号者，由批准授予的体育行政部门颁发证书、证章。证书、证章由国家体育总局健身气功管理中心统一制作。

第十五条 健身气功社会体育指导员跨注册地迁移时，应按照《制度》规定办理迁出、迁入手续；跨注册地进行异地教学时，应经注册地体育行政部门审批备案。

第十六条 健身气功社会体育指导员按照批准权限实行年检制度。

第十七条 对工作努力、成绩突出的健身气功社会体育指导员，体育行政部门应予以表彰、奖励或破格晋级，破格晋级者报上一级体育行政部门审核备案。

第十八条 连续 2 年未从事健身气功工作的社会体育指导员，不得申请授予高一等级社会体育指导员技术等级称号；对违反规定给社会体育工作造成不良影响的，视情节轻重予以批评教育，责令改过，直至撤销技术等级称号，并收回证书、证章、荣誉奖章。

第十九条 各级体育行政部门实施健身气功社会体育指导员技术等级，必须在试点的基础上再全面展开，并用 1~2 年时间完成健身气功社会体育指导员技术等级的套改工作。

第二十条 本办法施行之前，已颁发健身气功社会体育指导员证书的体育行政部门，应按本办法要求进行审定，审定合格者办理更换证书手续，不合格者进行补课合格后再办理更换证书手续。

第二十一条 本办法由国家体育总局健身气功管理中心负责解释。

第二十二条 本办法自印发之日起施行。

附件三

健身气功项目社会体育指导员技术等级培训大纲

类型	教学专题	三级	二级	一级	国家级
体育人文社会知识	体育概述	必修课			
	社会体育指导员概述	必修课			
	社会体育法规制度	自修课			
	社会体育管理的原则、职能与方法		自修课		
	基层体育活动的方法与组织		必修课		
	社会体育的基本形态			自修课	
	社会体育指导员的培训与考核			必修课	
	社会体育工作的规划			必修课	
	社会体育产业的经营与开发				必修课
	我国社会体育的改革与发展				自修课
	社会体育科学研究的基本方法				必修课
运动人体科学知识	人体运动科学知识	必修课			
	身体锻炼的心理效益	自修课			
	身体素质的生理基础与锻炼	自修课			
	体育教学与训练的医务监督	必修课			
	人体的测量与评价		自修课		
	运动中常见损伤的防护与救治		必修课		
	运动、营养与体重控制		必修课		
	运动性疲劳与身体机能恢复			自修课	
	普通人群体育锻炼标准			必修课	
	国民体质测定标准				必修课
	运动处方				必修课

（续表）

类型	教学专题	三级	二级	一级	国家级
体育健身方法知识	练习指导过程	必修课			
	常用身体练习方法	必修课			
	常用体育健身器械	自修课			
	常用健身项目与手段		必修课		
	民间与传统体育的健身手段		自修课		
	休闲体育与家庭体育		必修课		
	不同人群的体育健身			必修课	
	残疾人的健身锻炼			自修课	
	中外体育健身方法及其发展趋势				自修课
专项理论	健身气功概述	必修课			
	健身气功的历史渊源	自修课	必修课		
	健身气功的练功要素			自修课	必修课
	健身气功的锻炼要领	自修课	必修课		
	健身气功的传统理论基础		自修课	必修课	
	健身气功的生理学心理学基础		自修课	必修课	
	练功反应与偏差预防			自修课	必修课
	健身气功教学		自修课	必修课	
	健身气功的竞赛组织与评判			自修课	必修课
	健身气功管理	必修课			
专项技术	四种健身气功功法技术培训	必修课	必修课	必修课	
备注	1. 必修课为规定内容，自修课为选学内容； 2. 集中培训面授教学的时数，国家级不少于50学时，一级不少于40学时，二级不少于30学时，三级不少于20学时； 3. 专项理论、技术教学应占集中培训时数的20%~30%； 4. 各专项考核成绩合格，且缺课不超过培训时间的10%，方可发给培训合格证书； 5. 公共理论和专项理论采取闭卷考试； 6. 专项技术采取实际演练测试。				

下　篇

第十一章 健身气功·易筋经

第一节 功法源流

易筋经是我国古代流传下来的健身养生方法，在我国传统功法和民族体育发展中有着较大的影响，千百年来深受广大群众的欢迎。

易筋经源自我国古代导引术，历史悠久。据考证，导引是由原始社会的"巫舞"发展而来的，到春秋战国时期已为养生家所必习。《庄子·刻意篇》中记载："吹呴呼吸，吐故纳新，熊经鸟申（伸），为寿而已矣。此导引之士，养形之人，彭祖寿考者之所好也。"《汉书·艺文志》中也载有《黄帝杂子步引》《黄帝歧伯按摩》等有关导引的内容，说明汉代各类导引术曾兴盛一时。另外，湖南长沙马王堆汉墓出土的帛画《导引图》中有四十多幅各种姿势的导引动作，分解这些姿势可以发现，现今流传的易筋经基本动作都能从中找到原型。这些都表明，易筋经源自中国传统文化。

易筋经为何人所创，历来众说纷纭。从现有文献看，大多认为易筋经、洗髓经和少林武术等为达摩所传。达摩原为南天竺国（南印度）人，公元526年来我国并最终到达嵩山少林寺，人称是我国禅宗初祖。据《指月录》记载："越九年，欲返天竺，命门人曰'时将至矣，汝等盍言所得乎？'有道副对曰'如我所见，不持文字，不离文字，而为道用。'祖曰'汝得吾皮。'尼总持曰'我今所解，如庆喜见阿閦佛国，一见更不再见。'祖曰'汝得吾肉。'道育曰'四大本空，五阴非有。而我见处，无一法可得。'祖曰'汝得吾骨。'最后，慧可礼拜，依位而立。祖曰'汝得吾髓。'"另外，六朝时流传的《汉武帝内传》等小说中也载有东方朔"三千年一伐毛，三千年一洗髓"等神话，这大概就是"易筋经""洗髓经"名称的由来。

在易筋经流传中，少林寺僧侣起到了重要作用。根据史料记载，达摩所传禅宗主要以河南嵩山少林寺为主。由于禅宗的修持大多以静坐为主，坐久则气血阀滞，须以武术、导引术来活动筋骨。因此，六朝至隋唐年间，在河南嵩山一带盛传武术及导引术。少林寺僧侣也借此来活动筋骨，习武健身，并在这个过程中不断对其进行修改、完善、补充，使之成为一种独特的习武健身方式。最终定名为"易筋经"，并在习武僧侣中秘传。

自古以来，《易筋经》典籍与《洗髓经》并行流传于世，并有《伏气图说》《易筋经义》《少林拳术精义》等其他名称。从有关文献资料看，宋代托名"达摩"的《易筋经》著述非常多。当时，张君房❶奉旨编辑《道藏》，另外还有《云笈七签》《太平御览》等书问世，从而使各种导引术流行于社会，而且在民间广为流传"通过修炼可以'易发''易血'"的说法。由此推测，少林寺僧侣改编的易筋经不会晚于北宋。因为，宋代以后的导引类典籍大多夹杂"禅定""金丹"等说法，而流传下来的少林寺《易筋经》并没有此类文句。明代周履靖❷在《赤凤髓·食饮调护诀第十二》中记述："一年易气，二年易血，三年易脉，四年易肉，五年易髓，六年易筋，七年易骨，八年易发，九年易形，即三万六千真神皆在身中，化为仙童。"文中的"易髓""易筋"应与《易筋经》有先后联系。另外，《易筋经》第一势图说即韦驮献杵。"韦驮"是佛教守护神，唐初才安于寺院中。因此，易筋经本为秦汉方仙道的导引术，被少林寺僧侣改编于唐宋年间，至明代开始流传于社会，应该没有疑义。

目前发现流传至今最早的易筋经十二势版本，载于清代咸丰八年潘蔚辑录的《内功图说》❸中。总的来看，传统易筋经侧重于从宗教、中医、阴阳五行学说等视角对功理、功法进行阐述，并且形成了不同流派，收录于不同的著作中。

"健身气功·易筋经"继承了传统易筋经十二势的精要，融科学性与普及性于一体，其格调古朴，蕴涵新意。各势动作是连贯的有机整体，动作注重伸筋拔骨，舒展连绵，刚柔相济；呼吸要求自然，动息相融；并以形导气，意随形走；易学易练，健身效果明显。

---

❶ 宋代道教学者，安陆（今属湖北）人，宋代《道藏》及《云笈七签》的主要修撰者。

❷ 气功家，字逸之，自号梅颠道人，明代嘉兴（今浙江）人。自幼体虚多病，及长而读《道德经》《黄庭》，仔细揣摩其理，精研气功导引，而作《赤凤髓》三卷。

❸ 邱处机，潘蔚. 颐身集·内功图说 [M]. 北京：人民卫生出版社，1982.

第二节　功法特点

一、动作舒展，伸筋拔骨

本功法中的每一势动作，不论是上肢、下肢还是躯干，都要求有较充分的屈伸、外展内收、扭转身体等运动，从而使人体的骨骼及大小关节在传统定势动作的基础上，尽可能地呈现多方位和广角度的活动。其目的就是要通过"拔骨"的运动达到"伸筋"，牵拉人体各部位的大小肌群和筋膜，以及大小关节处的肌腱、韧带、关节囊等结缔组织，促进活动部位软组织的血液循环，改善软组织的营养代谢过程，提高肌肉、肌腱、韧带等软组织的柔韧性、灵活性和骨骼、关节、肌肉等组织的活动功能，达到强身健体的目的。

二、柔和匀称，协调美观

本功法是在传统"易筋经十二定势"动作的基础上进行了改编，增加了动作之间的连接，每势动作变化过程清晰、柔和。整套功法的运动方向，为前后、左右、上下；肢体运动的路线，为简单的直线和弧线；肢体运动的幅度，是以关节为轴的自然活动角度所呈现的身体活动范围；整套功法的动作速度，是匀速缓慢地移动身体或身体局部。动作力量上，要求肌肉相对放松，用力圆柔而轻盈，不使蛮力，不僵硬，刚柔相济。每势之间无繁杂和重复动作，便于中老年人学练。同时，对有的动作难度作了不同程度的要求，也适合青壮年习练。

本功法动作要求上下肢与躯干之间，肢体与肢体之间的左右上下，以及肢体左右的对称与非对称，都应有机地整体协调运动，彼此相随，密切配合。因此，"健身气功·易筋经"呈现出动作舒展、连贯、柔畅、协调，动静相兼。同时在精神内含的神韵下，给人以美的享受。

三、注重脊柱的旋转屈伸

脊柱是人体的支柱，又称"脊梁"。由椎骨、韧带、脊髓等组成，具有支持体重、运动、保护脊髓及其神经根的作用。神经系统是由位于颅腔和椎管里的脑和脊髓以及周围神经组成。神经系统控制和协调各个器官系统的活动，使人体成为一个有机整体以适应内外环境的变化。因此，脊柱旋转屈伸的运动有利于对脊髓和神经根的刺激，以增强其控制和调节功能。本功法的主要运动形式是以腰为轴的脊柱旋转屈伸运动，如"九鬼拔马刀势"中的脊柱左右旋转屈伸动作，"打躬势"中椎骨节节拔伸前屈、卷曲如勾和脊柱节节放松的伸直动作，"掉尾势"中脊柱前屈并在反伸的状态下做侧屈、侧伸动作。因此，本功法是通过脊柱的旋转屈伸运动以带动四肢、内脏的运动，在松静自然、形神合一中完成动作，达到健身、防病、延年、益智的目的。

第三节　习练要领

一、精神放松，形意合一

习练本功法要求精神放松，意识平静，不做任何附加的意念引导。通常不意守身体某个点或部位，而是要求意随形体动作的运动而变化。即在习练中，以调身为主，通过动作变化导引气的运行，做到意随形走，意气相随，起到健体养生的作用。同时，在某些动作中，需要适当地配合意识活动。如"韦驮献杵第三势"中双手上托时，要求用意念观注两掌；"摘星换斗势"中要求目视上掌，意存腰间命门❶处；"青龙探爪"时，要求意存掌心。而另一些动作虽然不要求配合意存，但却要求配合形象的意识思维活动。如"三盘落地势"中下按、上托时，两掌有如拿重物；"出爪亮翅势"中伸肩、撑掌时，两掌有排山之感；"倒拽九牛尾势"中拽拉时，两膀如拽牛尾；"打躬势"中脊椎屈伸时，应体会上体如"勾"一样的卷曲伸展运动。这些都要求意随形走，用意要轻，似有似无，切忌刻意、执著于意识。

---

❶ 命门：位于腰部后正中线上，当第二腰椎棘突与第三腰椎棘突之间的凹陷处。

二、呼吸自然，贯穿始终

习练本功法时，要求呼吸自然、柔和、流畅，不喘不滞，以利于身心放松、心平气和及身体的协调运动。相反，若不采用自然呼吸，而执著于呼吸的深长绵绵、细柔缓缓，则会在与导引动作的匹配过程中产生"风""喘""气"三相，即呼吸中有声（风相），无声而鼻中涩滞（喘相），不声不滞而鼻翼扇动（气相）。这样，习练者不但不受益，反而会导致心烦意乱，动作难以松缓协调，影响健身效果。因此，习练本功法时，要以自然呼吸为主，动作与呼吸始终保持柔和协调的关系。

此外，在功法的某些环节中也要主动配合动作进行自然呼或自然吸。如"韦驮献杵第三势"中双掌上托时自然吸气；"倒拽九牛尾势"中收臂拽拉时自然呼气；"九鬼拔马刀势"中展臂扩胸时自然吸气，松肩收臂时自然呼气，含胸合臂时自然呼气，起身开臂时自然吸气；"出爪亮翅势"中两掌前推时自然呼气，等等。因为人体胸廓会随着这些动作的变化而扩张或缩小，吸气时胸廓会扩张，呼气时胸廓会缩小。因此，习练本功法时，应配合动作，随胸廓的扩张或缩小而自然吸气或呼气。

三、刚柔相济，虚实相兼

本功法动作有刚有柔，且刚与柔是在不断相互转化的；有张有弛，有沉有轻，是阴阳对立统一的辩证关系。如"倒拽九牛尾势"中，双臂内收旋转逐渐拽拉至止点是刚，为实；随后身体以腰转动带动两臂伸展至下次收臂拽拉前是柔，为虚。又如"出爪亮翅势"中，双掌立于胸前呈扩胸展肩时，肌肉收缩的张力增大为刚，是实；当松肩伸臂时，两臂肌肉等张收缩，上肢是放松的，为柔；两臂伸至顶端，外撑有重如排山之感时，肌肉张力再次增大为刚，是实。这些动作均要求习练者在用力之后适当放松，松柔之后尚需适当有刚。这样，动作就不会出现机械、僵硬或疲软无力的松弛状况。

因此，习练本功法时，应力求虚实适宜，刚柔相济。要有刚和柔、虚与实之分，但习练动作不能绝对的刚或柔，应做到刚与柔、虚与实的协调配合，即刚中含柔、柔中寓刚。否则，用力过"刚"，则会出现拙力、僵力，以致影响呼吸，破坏宁静的心境；动作过"柔"，则会出现疲软、松懈，起不到良好的健身作用。

四、循序渐进，个别动作配合发音

习练本功法时，不同年龄、不同体质、不同健康状况、不同身体条件的练习者，可以根据自己的实际情况灵活地选择各势动作的活动幅度或姿势，如"三盘落地势"中屈膝下蹲的幅度、"卧虎扑食势"中十指是否着地姿势的选择等等。习练时还应遵循由易到难、由浅到深、循序渐进的原则。

另外，本功法在练习某些特定动作的过程中要求呼气时发音（但不需出声）。如"三盘落地势"中的身体下蹲、两掌下按时，要求配合动作口吐"嗨"音，目的是为了下蹲时气能下沉至丹田❶，而不因下蹲造成下肢紧张，引起气上逆至头部；同时口吐"嗨"音，气沉丹田，可以起到强肾、壮丹田的作用。因此，在该势动作中要求配合吐音、呼气，并注意口型，吐"嗨"音口微张，音从喉发出，上唇着力压于龈交穴❷，下唇松，不着力于承浆穴❸。这是本法中"调息"的特别之处。

第四节 动作说明

一、手型、步型

（一）基本手型

握　固

大拇指抵掐无名指根节，其余四指屈拢收于掌心（图 11–1）。

---

❶ 丹田：在脐下一寸五分。

❷ 龈交穴：在唇内齿上龈缝中，或在口腔前庭，上唇系带与齿龈之移行部处。

❸ 承浆穴：在面部，下唇之下，当颐横沟与前正中线之交点处。

荷叶掌

五指伸直，张开（图 11-2）。

柳叶掌

五指伸直，并拢（图 11-3）。

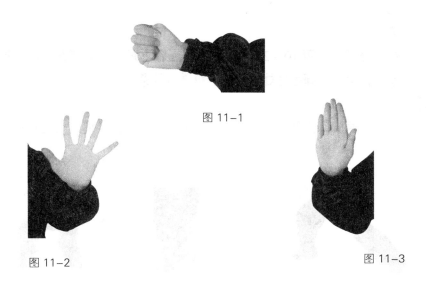

图 11-1

图 11-2

图 11-3

龙　爪

五指伸直、分开，拇指、食指、无名指、小指内收（图 11-4）。

虎　爪

五指分开，虎口撑圆，第一、二指关节弯曲内扣（图 11-5）。

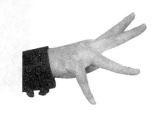

图 11-4

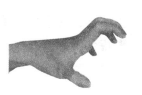

图 11-5

（二）基本步型

弓 步

两腿前后分开一大步，横向之间保持一定宽度，前腿屈膝前弓，大腿斜向地面，膝与脚尖上下相对，脚尖微内扣；后腿自然伸直，脚跟蹬地，脚尖微内扣，全脚掌着地（图 11-6）。

丁 步

两脚左右分开，间距 10～20 厘米。两腿屈膝下蹲，前腿脚跟提起，脚尖着地，虚点地面，置于后脚足弓处；后腿全脚掌着地踏实（图 11-7）。

马 步

开步站立，两脚间距约为本人脚长的 2～3 倍，屈膝半蹲，大腿略高于水平（图 11-8）。

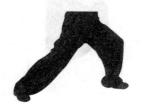
图 11-6

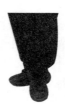
图 11-7

图 11-8

二、动作图解

预备势

两脚并拢站立，两手自然垂于体侧；下颏微收，百会❶ 虚领，唇齿合拢，舌自然平贴于上腭；目视前方（图 11-9）。

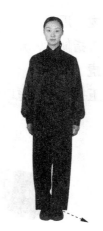
图 11-9

---

❶ 百会：在头部前顶后一寸五分，顶中央旋毛中。简易取穴法：两耳尖连线与头部正中线之交点处。

动作要点

全身放松，身体中正，呼吸自然，目光内含，心平气和。

易犯错误

手脚摆站不自然，杂念较多。

纠正方法

调息数次，逐渐进入练功状态。

功理与作用

宁静心神，调整呼吸，内安五脏，端正身形。

第一式　韦驮献杵第一势

动作一：左脚向左侧开半步，约与肩同宽，两膝微屈，成开立姿势；两手自然垂于体侧（图 11–10）。

动作二：两臂自体侧向前抬至前平举，掌心相对，指尖向前（图 11–11、图 11–11 侧）。

动作三、四：两臂屈肘，自然回收，指尖向斜前上方约 30°，两掌合于胸前，掌根与膻中穴❶ 同高，虚腋；目视前下方（图 11–12）。动作稍停。

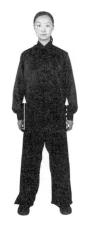
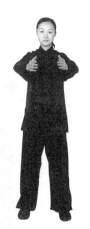
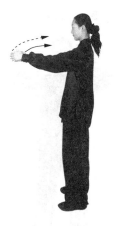
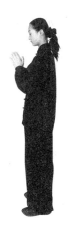

图 11–10　　　　　图 11–11　　　　　图 11–11 侧　　　　　图 11–12

---

❶ 膻中穴：在胸前部，两乳头连线间的中点，一般多平齐第五胸肋关节的高度。

动作要点

1. 松肩虚腋。

2. 两掌合于胸前，应稍停片刻，以达气定神敛之功效。

易犯错误

两掌内收胸前时，或耸肩抬肘或松肩坠肘。

纠正方法

动作自然放松，注意调整幅度，应虚腋如挟鸡蛋。

功理与作用

1. 古人云："神住气自回。"通过神敛和两掌相合的动作，可起到气定神敛、均衡身体左右气机的作用。

2. 可改善神经、体液调节功能，有助于血液循环，消除疲劳。

文献口诀❶

立身期正直　环拱平当胸

气定神皆敛　心澄貌亦恭

第二式　韦驮献杵第二势

动作一：接上式。两肘抬起，两掌伸平，手指相对，掌心向下，掌臂约与肩呈水平（图 11–13、图 11–13 侧）。

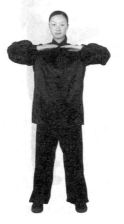
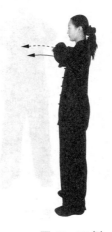

图 11–13　　　　　　　　　　　　图 11–13 侧

---

❶ 潘蔚. 易筋经十二图 // 丁继华，等. 中国传统养生珍典. 下同。

动作二：两掌向前伸展，掌心向下，指尖向前（图 11-14、图 11-14 侧）。

动作三：两臂向左右分开至侧平举，掌心向下，指尖向外（图 11-15）。

动作四：五指自然并拢，坐腕立掌；目视前下方（图 11-16）。

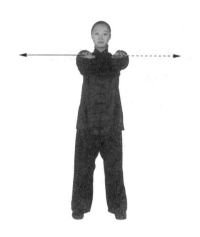
图 11-14

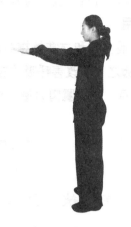
图 11-14 侧

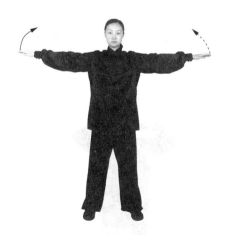
图 11-15

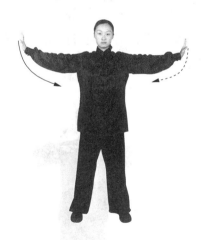
图 11-16

动作要点

1. 两掌外撑，力在掌根。

2. 坐腕立掌时，脚趾抓地。

3. 自然呼吸，气定神敛。

易犯错误

两臂侧举时不呈水平状。

纠正方法

两臂侧平举时自然伸直，与肩同高。

功理与作用

1. 通过伸展上肢和立掌外撑的动作导引，起到疏理上肢等经络的作用，并具有调练心、肺之气，改善呼吸功能及气血运行的作用。

2. 可提高肩、臂的肌肉力量，有助于改善肩关节的活动功能。

文献口诀

足趾拄地　两手平开

心平气静　目瞪口呆

第三式　韦驮献杵第三势

动作一：接上式。松腕，同时两臂向前平举内收至胸前平屈，掌心向下，掌与胸相距约一拳；目视前下方（图 11–17）。

动作二：两掌同时内旋，翻掌至耳垂下，掌心向上，虎口相对，两肘外展，约与肩平（图 11–18）。

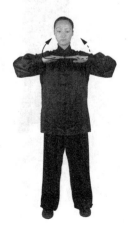

图 11–17

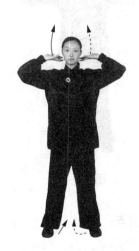

图 11–18

动作三：身体重心前移至前脚掌支撑，提踵；同时，两掌上托至头顶，掌心向上，展肩伸肘；微收下颏，舌抵上腭，咬紧牙关（图 11-19、图 11-19 侧）。

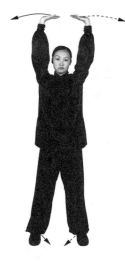

图 11-19

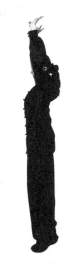

图 11-19 侧

动作四：静立片刻。

动作要点

1. 两掌上托时，前脚掌支撑，力达四肢，下沉上托，脊柱竖直，同时身体重心稍前移。

2. 年老或体弱者可自行调整两脚提踵的高度。

3. 上托时，意想通过"天门"❶ 观注两掌，目视前下方，自然呼吸。

易犯错误

1. 两掌上托时，屈肘。

2. 抬头，目视上方。

纠正方法

1. 两掌上托时，伸肘，两臂夹耳。

2. 上托时强调的是意注两掌，而不是目视两掌。

---

❶ 天门：即囟（xìn）门，婴儿头顶骨未合缝的地方，在头顶的前部中央，也叫囟脑门儿。

功理与作用

1. 通过上肢撑举和下肢提踵的动作导引，可调理上、中、下三焦之气，并且将三焦❶及手足三阴五脏之气全部发动。

2. 可改善肩关节活动功能及提高上下肢的肌肉力量，促进全身血液循环。

文献口诀

掌托天门目上观　足尖著地立身端

力周髋胁浑如植　咬紧牙关不放宽

舌可生津将腭抵　鼻能调息觉心安

两拳缓缓收回处　用力还将挟重看

第四式　摘星换斗势

左摘星换斗势

动作一： 接上式。两脚跟缓缓落地；同时，两手握拳，拳心向外，两臂下落至侧上举（图11-20）。随后两拳缓缓伸开变掌，掌心斜向下，全身放松；目视前下方（图11-21）。身体左转；屈膝；同时，右臂上举经体前下摆至左髋关节

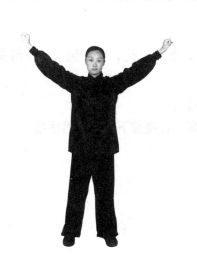

图 11-20

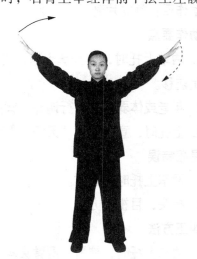

图 11-21

---

❶ 三焦：为六腑之一，是上焦、中焦、下焦的合称，纵贯于人体的上、中、下三部，有总领五脏六腑经络、内外、上下之气的功能，五脏六腑的气化功能都是通过三焦来实现的。

外侧"摘星",右掌自然张开;左臂经体侧下摆至体后,左手背轻贴命门;目视右掌(图11-22—图11-24侧)。

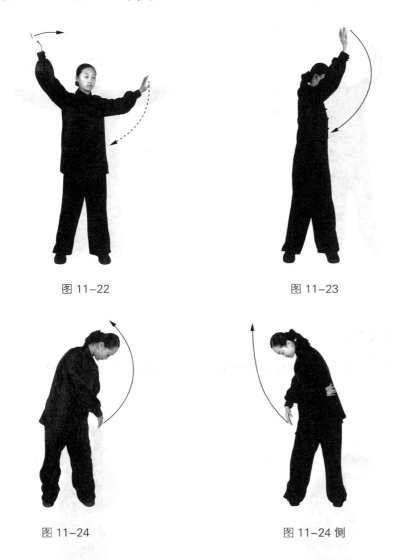

图 11-22

图 11-23

图 11-24

图 11-24 侧

动作二:直膝,身体转正;同时,右手经体前向额上摆至头顶右上方,松腕,肘微屈,掌心向下,手指向左,中指尖垂直于肩髃穴❶;左手背轻贴命门,

❶ 肩髃穴:在臂的上端,位于肩胛骨峰与肱骨大结节之间的凹陷处。

意注命门；右臂上摆时眼随手走，定势后目视掌心（图11-25）。静立片刻，然后两臂向体侧自然伸展（图11-26）。

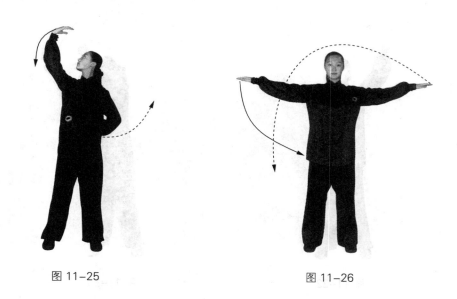

图 11-25   图 11-26

右摘星换斗势

右摘星换斗势与左摘星换斗势动作相同，唯方向相反（图11-27、图11-28）。

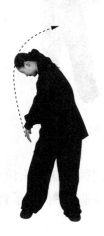   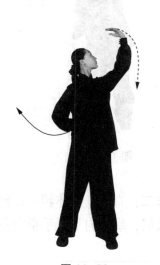

图 11-27   图 11-28

动作要点

1. 转身以腰带肩，以肩带臂。

2. 目视掌心，意注命门，自然呼吸。

3. 颈、肩病患者，动作幅度的大小可灵活掌握。

易犯错误

1. 目上视时挺腹。

2. 左右臂动作不协调，不到位。

纠正方法

1. 目上视时，注意松腰、收腹。

2. 自然放松，以腰带动。

功理与作用

1. 通过本势阳掌转阴掌（掌心向下）的动作导引，目视掌心、意存腰间命门，将发动的真气收敛，下沉入腰间两肾及命门，可达到壮腰健肾、延缓衰老的功效。

2. 可增强颈、肩、腰等部位的活动功能。

文献口诀

只手擎天掌覆头　更从掌内注双眸

鼻端吸气频调息　用力收回左右眸

第五式　倒拽九牛尾势

右倒拽九牛尾势

动作一：接上式。双膝微屈，身体重心右移，左脚向左侧后方约45°撤步；右脚跟内转，右腿屈膝成右弓步；同时，左手内旋，向前、向下划弧后伸，小指到拇指逐个相握成拳，拳心向上；右手向前上方划弧，伸至与肩平时小指到拇指逐个相握成拳，拳心向上，稍高于肩；目视右拳（图11-29）。

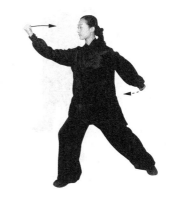

图 11-29

动作二：身体重心后移，左膝微屈；腰稍右转，以腰带肩，以肩带臂；右臂外旋，左臂内旋，屈肘内收；目视右拳（图11–30）。

动作三：身体重心前移，屈膝成弓步；腰稍左转，以腰带肩，以肩带臂，两臂放松前后伸展；目视右拳（图11–31、图11–31侧）。

重复二至三动3遍。

动作四：身体重心前移至右脚，左脚收回，右脚尖转正，成开立姿势；同时，两臂自然垂于体侧；目视前下方（图11–32）。

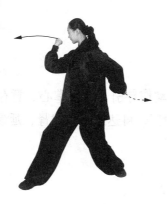

图 11–30

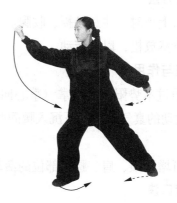

图 11–31

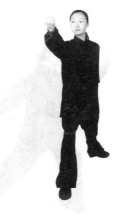

图 11–31 侧

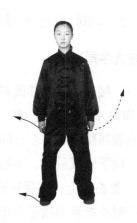

图 11–32

左倒拽九牛尾势

左倒拽九牛尾势与右倒拽九牛尾势动作、次数相同，唯方向相反（图
11-33—图 11-35 侧）。

动作要点

1. 以腰带肩，以肩带臂，力贯双膀。

2. 腹部放松，目视拳心。

3. 前后拉伸，松紧适宜，并与腰的旋转紧密配合。

4. 后退步时，注意掌握重心，身体平稳。

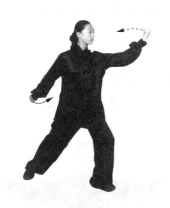

图 11-33

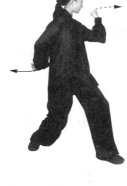

图 11-34

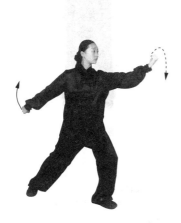

图 11-35

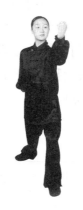

图 11-35 侧

易犯错误

1. 两臂屈拽用力僵硬。

2. 两臂旋拧不够。

纠正方法

1. 两臂放松，动作自然。

2. 旋拧两臂时，注意拳心向外。

功理与作用

1. 通过腰的扭动，带动肩胛活动，可刺激背部夹脊❶、肺俞❷、心俞❸ 等穴，达到疏通夹脊和调练心肺之作用。

2. 通过四肢上下协调活动，可改善软组织血液循环，提高四肢肌肉力量及活动功能。

文献口诀

两髋后伸前屈　小腹运气空松

用力在于两膀　观拳须注双瞳

第六式　出爪亮翅势

动作一：接上式。身体重心移至左脚，右脚收回，成开立姿势；同时，右臂外旋，左臂内旋，摆至侧平举，两掌心向前，环抱至体前，随之两臂内收，两手变柳叶掌立于云门穴❹ 前，掌心相对，指尖向上；目视前下方（图11-36—图11-38）。

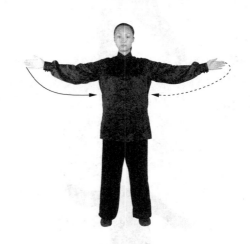

图 11-36

---

❶ 夹脊：为道家丹门术语。两肩胛辅夹其脊，形成一夹道，因名夹脊。

❷ 肺俞：在背上部，当身柱穴（第三与第四胸椎棘突之间凹陷处）的外侧一寸五分处。

❸ 心俞：在背中部，当神道穴（第五与第六胸椎棘突之间凹陷处）的外侧一寸五分处。

❹ 云门穴：在锁骨之下，肩胛骨喙突内方的凹陷处。

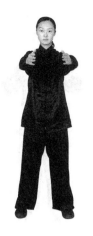

图 11-37

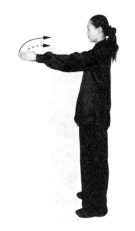

图 11-37 侧

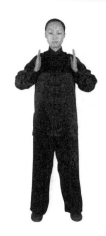

图 11-38

动作二：展肩扩胸，然后松肩，两臂缓缓前伸，并逐渐转掌心向前，成荷叶掌，指尖向上；瞪目（图 11-39、图 11-39 侧）。

动作三：松腕，屈肘，收臂，立柳叶掌于云门穴；目视前下方（图 11-40、图 11-40 侧、图 11-41）。

重复二至三动 3~7 遍。

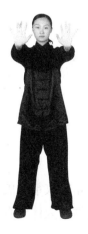

图 11-39

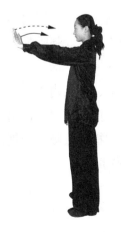

图 11-39 侧

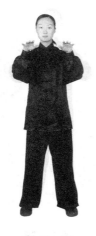

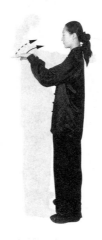
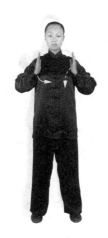

图 11-40   图 11-40 侧   图 11-41

动作要点

1. 出掌时身体正直，瞪眼怒目，同时两掌运用内劲前伸，先轻如推窗，后重如排山；收掌时如海水还潮。

2. 注意出掌时为荷叶掌，收掌于云门穴时为柳叶掌。

3. 收掌时自然吸气，推掌时自然呼气。

易犯错误

1. 扩胸展肩不充分。

2. 两掌前推时，不用内劲，而是用力。

3. 呼吸不自然，强呼强吸。

纠正方法

1. 出掌前，肩胛内收。

2. 两掌向前如推窗、排山。

3. 按照"推呼收吸"的规律练习。

功理与作用

1. 中医认为"肺主气，司呼吸"。通过伸臂推掌、屈臂收掌、展肩扩胸的动作导引，可反复启闭云门、中府❶ 等穴，促进自然之清气与人体之真气在胸中交

---

❶ 中府：在云门下一寸六分，乳上三肋间。

汇融合，达到改善呼吸功能及全身气血运行的作用。

2. 可提高胸背部及上肢肌肉力量。

文献口诀

> 挺身兼怒目　推手向当前
> 用力收回处　功须七次全

第七式　九鬼拔马刀势

右九鬼拔马刀势

动作一：接上式。躯干右转。同时，右手外旋，掌心向上；左手内旋，掌心向下（图 11-42、图 11-42 侧）。随后右手由胸前内收经右腋下后伸，掌心向外；同时，左手由胸前伸至前上方，掌心向外（图 11-43、图 11-43 侧）。躯干稍左转；同时，右手经体侧向前上摆至头前上方后屈肘，由后向左绕头半周，掌心掩耳；左手经体左侧下摆至左后，屈肘，手背贴于脊柱，掌心向后，指尖向上；头右转，右手中指按压耳廓，手掌扶按玉枕❶；目随右手动，定势后视左后方（图 11-44—图 11-45 背）。

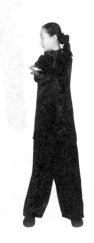

图 11-42

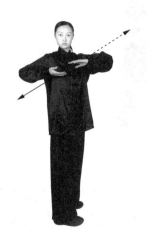

图 11-42 侧

---

❶ 玉枕穴：在头后部，当脑户穴（枕外隆凸上缘）的外侧一寸五分处。

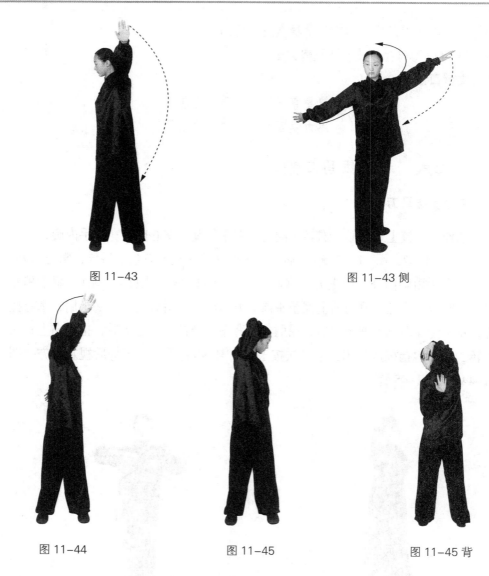

图 11–43　　　　　　　　　　　　　　　图 11–43 侧

图 11–44　　　　　　　　图 11–45　　　　　　　　图 11–45 背

动作二：身体右转，展臂扩胸；目视右上方，动作稍停（图 11–46）。

动作三：屈膝；同时，上体左转，右臂内收，含胸；左手沿脊柱尽量上推；目视右脚跟，动作稍停（图 11–47、图 11–47 背）。

重复二至三动 3 遍。

动作四：直膝，身体转正；右手向上经头顶上方向下至侧平举，同时，左手经体侧向上至侧平举，两掌心向下；目视前下方（图 11–48）。

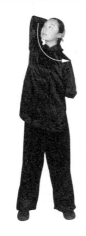

图 11-46

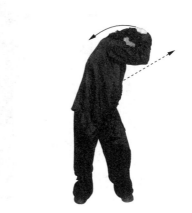

图 11-47

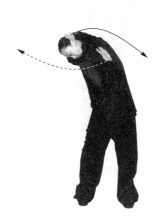

图 11-47 背

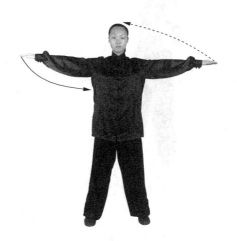

图 11-48

左九鬼拔马刀势

左九鬼拔马刀势与右九鬼拔马刀势动作、次数相同；唯方向相反（图 11-49—图 11-51）。

动作要点

1. 动作对拔拉伸，尽量用力；身体自然弯曲转动，协调一致。

2. 扩胸展臂时自然吸气，松肩合臂时自然呼气。

181

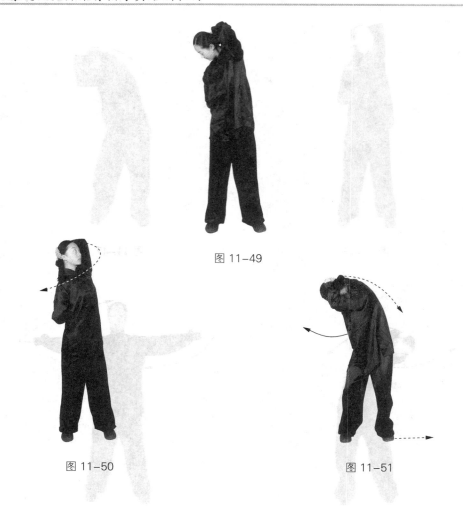

图 11-49

图 11-50

图 11-51

3. 两臂内合、上抬时自然呼气，起身展臂时自然吸气。

4. 高血压、颈椎病患者和年老体弱者，头部转动的角度应小，且轻缓。

易犯错误

1. 屈膝合臂时，身后之臂放松。

2. 屈膝下蹲时，重心移至一侧。

3. 头部左右转动幅度过大。

纠正方法

1. 合臂时，身后之臂主动上推。

2. 重心稳定，上下起伏。

3. 动作放松，切忌着意转动头部。

功理与作用

1. 通过身体的扭曲、伸展等运动，使全身真气开、合、启、闭，脾胃得到摩动，肾得以强健；并具有疏通玉枕关、夹脊关等要穴的作用。

2. 可提高颈肩部、腰背部肌肉力量，有助于改善人体各关节的活动功能。

文献口诀

侧首弯肱　抱顶及颈

自头收回　弗嫌力猛

左右相轮　身直气静

第八式　三盘落地势

左脚向左侧开步，两脚距离约宽于肩，脚尖向前；目视前下方（图 11-52）。

动作一： 屈膝下蹲；同时，沉肩、坠肘，两掌逐渐用力下按至约与环跳穴❶同高，两肘微屈，掌心向下，指尖向外；目视前下方（图 11-53）。同时，口吐"嗨"音，音吐尽时，舌尖向前轻抵上下牙之间，终止吐音。

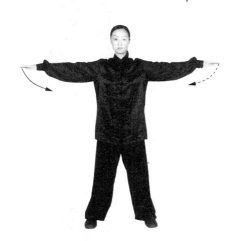
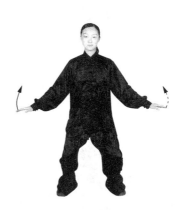

图 11-52　　　　　　　　　　　　　图 11-53

---

❶ 环跳穴：在大腿外侧面的上部，股骨大转子与骶裂孔连线的外三分之一与内三分之二交接处。

动作二：翻转掌心向上，肘微屈，上托至侧平举；同时，缓缓起身直立；目视前方（图 11-54、图 11-55）。

重复一至二动 3 遍。第一遍微蹲（图 11-56）；第二遍半蹲（图 11-57）；第三遍全蹲（图 11-58）。

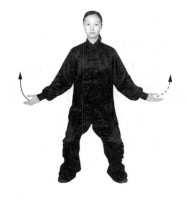

图 11-54

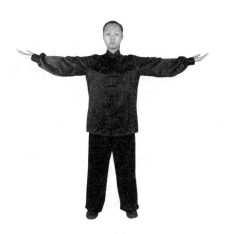

图 11-55

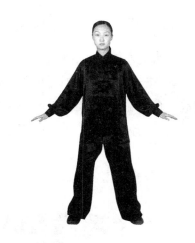

图 11-56

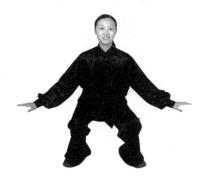

图 11-57

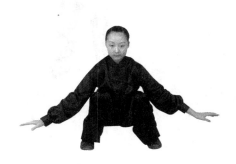

图 11-58

动作要点

1. 下蹲时，松腰、裹臀，两掌如负重物；起身时，两掌如托千斤重物。

2. 下蹲依次加大幅度。年老和体弱者下蹲深度可灵活掌握，年轻体健者可半蹲或全蹲。

3. 下蹲与起身时，上体始终保持正直，不应前俯或后仰。

4. 吐"嗨"音时，口微张，上唇着力压龈交穴，下唇松，不着力于承浆穴，音从喉部发出。

5. 瞪眼闭口时，舌抵上腭，身体中正安舒。

易犯错误

1. 下蹲时，直臂下按。

2. 忽略口吐"嗨"音。

纠正方法

1. 下蹲按掌，要求屈肘，两掌水平下按。

2. 下蹲时注意口吐"嗨"音。

功理与作用

1. 通过下肢的屈伸活动，配合口吐"嗨"音，使体内真气在胸腹间相应地降、升，达到心肾相交、水火既济。

2. 可增强腰腹及下肢力量，起到壮丹田之气、强腰固肾的作用。

文献口诀

上腭坚撑舌　张眸意注牙

足开蹲似踞　手按猛如拿

两掌翻齐起　千斤重有加

瞪睛兼闭口　起立足无斜

第九式　青龙探爪势

左青龙探爪势

动作一：接上式。左脚收回半步，约与肩同宽（图 11-59）；两手握固，两臂屈肘内收至腰间，拳轮贴于章门穴❶，拳心向上；目视前下方（图 11-60）。然

---

❶ 章门穴：在腹侧部，第十一肋游离端稍下方处。

后右拳变掌，右臂伸直，经下向右侧外展，略低于肩，掌心向上；目随手动（图11-61、图11-62）。

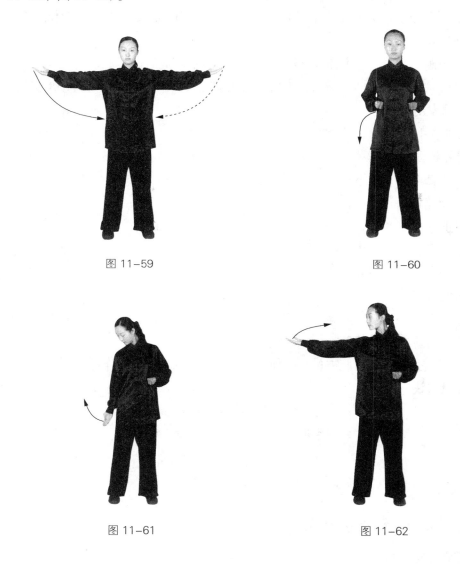

图 11-59

图 11-60

图 11-61

图 11-62

动作二：右臂屈肘、屈腕，右掌变"龙爪"，指尖向左，经下颏向身体左侧水平伸出，目随手动；躯干随之向左转约 90°；目视右掌指所指方向（图11-63—图11-64 侧）。

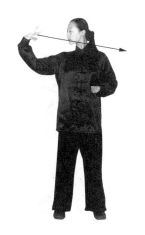

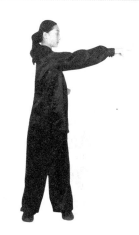
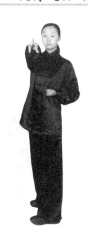

图 11-63   图 11-64   图 11-64 侧

动作三： "右爪"变掌，随之身体左前屈，掌心向下按至左脚外侧；目视下方（图 11-65、图 11-66）。躯干由左前屈转至右前屈，并带动右手经左膝或左脚前划弧至右膝或右脚外侧，手臂外旋，掌心向前，握固；目随手动视下方（图 11-67、图 11-68）。

动作四： 上体抬起，直立；右拳随上体抬起收于章门穴，拳心向上；目视前下方（图 11-69）。

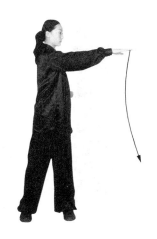

图 11-65

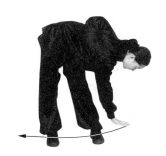

图 11-66

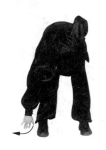

图 11-67

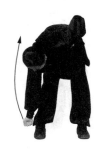

图 11-68

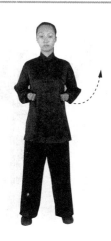

图 11-69

右青龙探爪势

右青龙探爪势与左青龙探爪势动作相同，唯方向相反（图 11-70—图 11-74）。

动作要点

1. 伸臂探"爪"，下按划弧，力注肩背，动作自然、协调，一气呵成。

2. 目随"爪"走，意存"爪"心。

3. 年老和体弱者前俯下按或划弧时，可根据自身状况调整幅度。

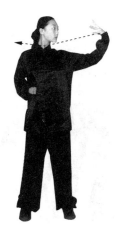

图 11-70

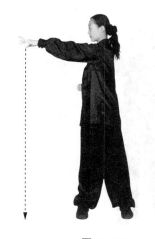

图 11-71

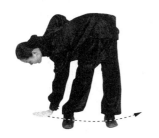

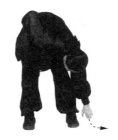
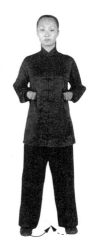

图 11-72   图 11-73   图 11-74

易犯错误

1. 身体前俯时，动作过大，重心不稳，双膝弯曲。

2. 做"龙爪"时，五指弯曲。

纠正方法

1. 前俯动作幅度适宜，直膝。

2. 五指伸直分开，拇指、食指、无名指、小指内收，力在"爪"心。

功理与作用

1. 中医认为"两胁属肝""肝藏血，肾藏精"，二者同源。通过转身、左右探爪及身体前屈，可使两胁交替松紧开合，达到疏肝理气、调畅情志的功效。

2. 可改善腰部及下肢肌肉的活动功能。

文献口诀

青龙探爪　左从右出

修士效之　掌平气实

力周肩背　围收过膝

两目注平　息调心谧

第十式　卧虎扑食势

左卧虎扑食势

动作一：接上式。右脚尖内扣约 45°，左脚收至右脚内侧成丁步；同时，身体左转约 90°；两手握固于腰间章门穴不变；目随转体视左前方（图 11-75、图 11-75 侧）。

动作二：左脚向前迈一大步，成左弓步；同时，两拳提至肩部云门穴，并内旋变"虎爪"，向前扑按，如虎扑食，肘稍屈；目视前方（图 11-76、图 11-76 侧）。

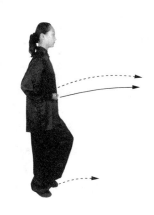

图 11-75

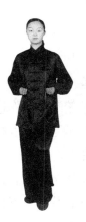

图 11-75 侧

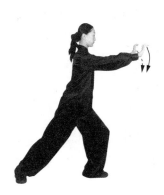

图 11-76

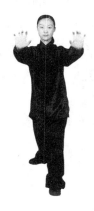

图 11-76 侧

动作三：躯干由腰到胸逐节屈伸，重心随之前后适度移动；同时，两手随躯干屈伸向下、向后、向上、向前绕环一周（图11-77—图11-79）。随后上体下俯，两"爪"下按，十指着地；后腿屈膝，脚趾着地；前脚跟稍抬起；随后塌腰、挺胸、抬头、瞪目；动作稍停，目视前上方（图11-80、图11-80侧）。

年老体弱者可俯身，两"爪"向前下按至左膝前两侧，顺势逐步塌腰、挺胸、抬头、瞪目。动作稍停。

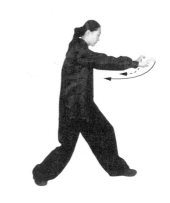

图11-77

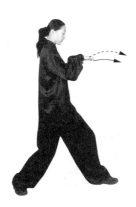

图11-78

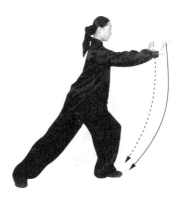

图11-79

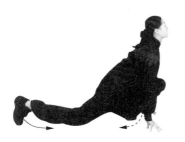

图11-80

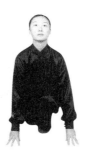

图11-80侧

动作四：起身，双手握固收于腰间章门穴；身体重心后移，左脚尖内扣约 135°；身体重心左移；同时，身体右转 180°，右脚收至左脚内侧成丁步（图 11-81）。

右卧虎扑食势

右卧虎扑食势与左卧虎扑食势动作相同，唯方向相反（图 11-82、图 11-83）。

动作要点

1. 用躯干的蠕动带动双手前扑绕环。

2. 抬头、瞪目时，力达指尖，腰背部成反弓形。

3. 年老和体弱者可根据自身状况调整动作幅度。

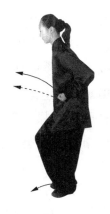

图 11-81

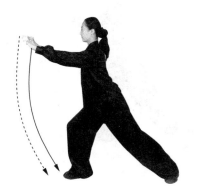

图 11-82

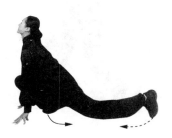

图 11-83

易犯错误

1. 俯身时耸肩，含胸，头晃动。

2. 做"虎爪"时，五指未屈或过屈。

纠正方法

1. 躯干直立，目视前上方。

2. 五指末端弯曲，力在指尖。

功理与作用

1. 中医认为"**任脉**❶为阴脉之海"，统领全身阴经之气。通过虎扑之势，身体的后仰，胸腹的伸展，可使任脉得以疏伸及调养，同时可以调和手足三阴之气。

2. 改善腰腿肌肉活动功能，起到强健腰腿的作用。

文献口诀

两足分蹲身似倾　屈伸左右髋相更

昂头胸做探前势　偃背腰还似砥平

鼻息调元均出入　指尖著地赖支撑

降龙伏虎神仙事　学得真形也卫生

第十一式　打躬势

动作一：接上式。起身，身体重心后移，随之身体转正；右脚尖内扣，脚尖向前，左脚收回，成开立姿势；同时，两手随身体左转放松，外旋，掌心向前，外展至侧平举后，两臂屈肘，两掌掩耳，十指扶按枕部，指尖相对，以两手食指弹拨中指击打枕部 7 次（即鸣天鼓）；目视前下方（图 11-84、图 11-85）。

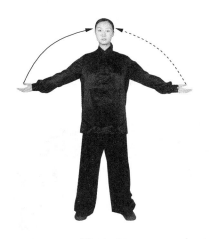

图 11-84

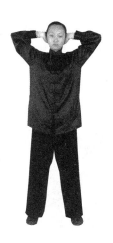

图 11-85

---

❶ 任脉：奇经八脉之一。起始于中极之下的会阴部分，上至毛际而入腹内，沿前正中线到达咽喉，上行颏下，循面部而进入目内。

动作二：身体前俯由头经颈椎、胸椎、腰椎、骶椎，由上向下逐节缓缓牵引前屈，两腿伸直；目视脚尖，停留片刻（图 11-86、图 11-86 侧）。

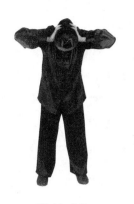
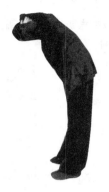

图 11-86   图 11-86 侧

动作三：由骶椎至腰椎、胸椎、颈椎、头，由下向上依次缓缓逐节伸直后成直立；同时两掌掩耳，十指扶按枕部，指尖相对；目视前下方（图 11-87）。

重复二至三动 3 遍，逐渐加大身体前屈幅度，并稍停。第一遍前屈小于 90°，第二遍前屈约 90°，第三遍前屈大于 90°（图 11-88—图 11-90 侧）。年老体弱者可分别前屈约 30°，约 45°，约 90°。

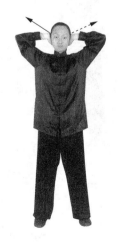
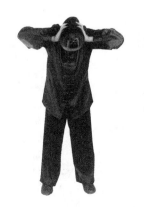
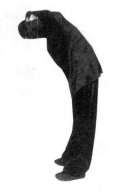

图 11-87   图 11-88   图 11-88 侧

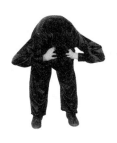

图 11-89

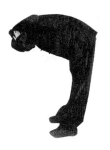

图 11-89 侧

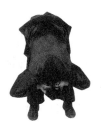

图 11-90

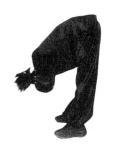

图 11-90 侧

动作要点

1. 体前屈时，直膝，两肘外展。

2. 体前屈时，脊柱自颈向前拔伸卷曲如勾；后展时，从尾椎向上逐节伸展。

3. 年老和体弱者可根据自身状况调整前屈的幅度。

易犯错误

体前屈和起身时，两腿弯曲，动作过快。

纠正方法

体松心静，身体缓缓前屈和起身，两腿伸直。

功理与作用

1. 中医认为"督脉❶ 为阳脉之海"，总督一身阳经之气。通过头、颈、胸、腰、髋椎逐节牵引屈、伸，背部的督脉得到充分锻炼，可使全身经气发动，阳气

---

❶ 督脉：奇经八脉之一。起于胞中，下出会阴，经尾闾沿脊柱上行，至项后风池穴进入脑内，沿头部正中线经头顶、前额、鼻至龈交穴止。

充足，身体强健。

2. 可改善腰背及下肢的活动功能，强健腰腿。

3. "鸣天鼓"有醒脑、聪耳、消除大脑疲劳功效。

文献口诀

> 两手齐持脑　　垂腰至膝间
> 头惟探胯下　　口更啮牙关
> 舌尖还抵腭　　力在肘双弯
> 掩耳聪教塞　　调元气自闲

第十二式　掉尾势

接上式。起身直立后，两手猛然拔离开双耳（即拔耳）（图11-91）。手臂自然前伸，十指交叉相握，掌心向内（图11-92、图11-93）。屈肘，翻掌前伸，掌心向外（图11-94、图11-94侧）。然后屈肘，转掌心向下内收于胸前；身体前屈塌腰、抬头，两手交叉缓缓下按；目视前方（图11-95—图11-96侧）。年老和体弱者身体前屈，抬头，两掌缓缓下按可至膝前。

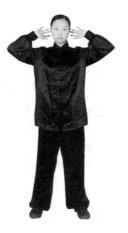

图 11-91

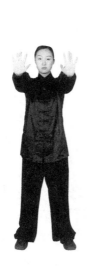

图 11-92

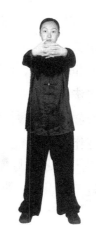

图 11-93

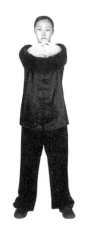
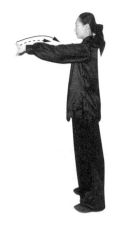
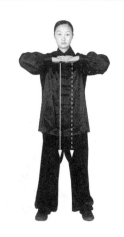

图 11-94　　　　　图 11-94 侧　　　　　图 11-95

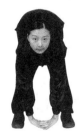
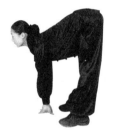

图 11-96　　　　　　　图 11-96 侧

动作一：头向左后转，同时，臀向左前扭动；目视尾闾❶（图 11-97、图 11-97侧）。

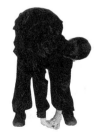
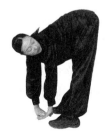

图 11-97　　　　　　　图 11-97 侧

❶ 尾闾：在尾骶骨末节。

动作二：两手交叉不动，放松还原至体前屈（图 11–98）。

动作三：头向右后转，同时，臀向右前扭动；目视尾闾（图 11–99）。

动作四：两手交叉不动，放松还原至体前屈（图 11–100）。

重复一至四动 3 遍。

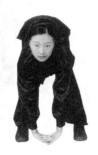 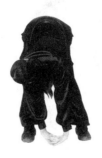 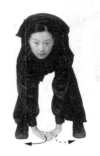

图 11–98　　　　　　　　　图 11–99　　　　　　　　　图 11–100

动作要点

1. 转头扭臀时，头与臀部做相向运动。

2. 高血压、颈椎病患者和年老体弱者，头部动作应小而轻缓。另外，应根据自身情况调整身体前屈和臀部扭动的幅度和次数。

3. 配合动作，自然呼吸，意识专一。

易犯错误

摇头摆臀，交叉手及重心左右移动。

纠正方法

交叉手下按固定不动，同时注意体会同侧肩与髋相合。

功理与作用

1. 通过体前屈及抬头、掉尾的左右屈伸运动，可使任、督二脉及全身气脉在此前各势动作锻炼的基础上得以调和，练功后全身舒适、轻松。

2. 可强化腰背肌肉力量的锻炼，有助于改善脊柱各关节和肌肉的活动功能。

文献口诀

膝直膀伸　推手至地

瞪目昂头　凝神一志

收　势

动作一：接上式。两手松开，两臂外旋；上体缓缓直立；同时，两臂伸直外展成侧平举，掌心向上，随后两臂上举，肘微屈，掌心向下；目视前下方（图11-101—图11-103）。

动作二：松肩，屈肘，两臂内收，两掌经头、面、胸前下引至腹部，掌心向下；目视前下方（图11-104）。

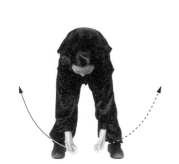

图 11-101

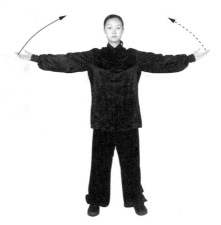

图 11-102

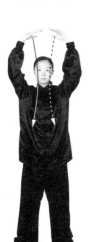

图 11-103

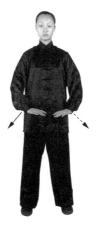

图 11-104

重复一至二动 3 遍。

两臂放松还原，自然垂于体侧；左脚收回，并拢站立；舌抵上腭；目视前方（图 11-105）。

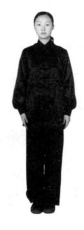

图 11-105

动作要点

1. 第一、二次双手下引至腹部以后，意念继续下引，经涌泉穴❶ 入地。最后一次则意念随双手下引至腹部稍停。

2. 下引时，两臂匀速缓缓下行。

易犯错误

两臂上举时仰头上视。

纠正方法

头正，目视前下方。

功理与作用

1. 通过上肢的上抱下引动作，可引气回归于丹田。

2. 起到调节放松全身肌肉、关节的作用。

---

❶ 涌泉穴：在足底第二、三跖骨之间。简易取位法：足底人字纹顶端的凹陷处。

第十二章 健身气功·五禽戏

第一节 功法源流

五禽戏的起源可以追溯到我国远古时代。据史料记载，当时中原大地江河泛滥，湿气弥漫，不少人患了于关节不利的"重腿"之症，为此，"乃制为舞"，"以利导之"。具有"利导"作用的"舞"，正是远古中华气功导引的一种萌芽。《吕氏春秋·古乐篇》也有类似记载。这种"舞"与模仿飞禽走兽动作、神态有关，我们可以在考古文物和历代文献中找到其依据。《庄子》说："吹呴呼吸，吐故纳新，熊经鸟申（伸），为寿而已矣。"其中，"熊经鸟伸"就是对古代养生之士模仿动物姿势习练气功的生动而形象的描绘。1973年湖南长沙马王堆三号汉墓出土的44幅帛书《导引图》中也有不少模仿动物的姿势，如"龙登""鹞背""熊经"，有的图虽然注文残缺，但仍可看出模仿猴、猫、犬、鹤、燕以及虎豹扑食等形状。

对华佗编创五禽戏的记载最早见于西晋时陈寿的《三国志·华佗传》："吾有一术，名五禽之戏，一曰虎，二曰鹿，三曰熊，四曰猨（猿），五曰鸟。亦以除疾，并利蹏（蹄）足，以当导引。"南北朝时范晔在《后汉书·华佗传》中的记载与此基本相同，只是对个别文字略作修饰，全段并没有太大出入。这些史书证明了华佗编创五禽戏确有其事，遗憾的是仅有以上文字，未及其他，动作更无从引证。

从现有文献资料看，南北朝时名医陶弘景所著的《养性延命录》最早用文字描述了五禽戏的具体动作。由于南北朝距东汉末年不过300年，因此，可以认为该套五禽戏动作可能比较接近华佗创编的五禽戏，但是习练起来动作难度较大。此后，明代周履靖的《夷门广牍·赤凤髓》、清代曹无极的《万寿仙书·导引篇》和席锡蕃的《五禽舞功法图说》等著作中，都以图文并茂的形式，比较详细地描述了五禽戏的习练方法。这些五禽戏功法与《养性延命录》所载有较大出入，"五禽"动作均为单式，排序也变为"虎、熊、鹿、猿、鸟"。但其文字说明不仅描述了"五禽"的动作，而且还有神态的要求，并结合了气血的运行。这些宝贵的文献资料为后人的研究提供了重要依据。

五禽戏发展至今，已形成不少流派，每个流派都有着各不相同的风格和特点，有些甚至冠以华佗之名。总的来看，他们都是根据"五禽"动作，结合自身练功体验所编的"仿生式"导引法，以活动筋骨、疏通气血、防病治病、健身延年为目的。其中，有偏重肢体运动，模仿"五禽"动作，意在健身强体的，为外功型，即通常所说的五禽戏；有仿效"五禽"神态，以内气运行为主，重视意念锻炼的，为内功型，如五禽气功图；有以刚为主，通过拍打、按摩来治疗疾病，甚至被用于散手技击、自卫御敌的，如五禽拳、五禽散手等；还有以柔劲为主，讲究动作姿势优美矫健，以舞蹈形式出现的，如五禽舞、五禽舞功法图说等。

"健身气功·五禽戏"的动作编排按照《三国志·华佗传》的记载，顺序为虎、鹿、熊、猿、鸟；动作简便易学，数量沿用了陶弘景《养性延命录》的描述，为10个动作，每戏2动，并在功法的开始和结束增加了起势调息和引气归元，体现了形、意、气的合一，符合习练者特别是中老年人运动的规律；动作素材来源于传统，在古代文献的基础上，汲取精华，加以提炼、改进；动作设计考虑与形体美学、现代人体运动学有机结合，体现时代特征和科学健身理念；功法符合中医基础理论、五禽的秉性特点，配合中医脏腑、经络学说，既有整体的健身作用，又有每一戏的特定功效；动作仿效虎之威猛、鹿之安舒、熊之沉稳、猿之灵巧、鸟之轻捷，力求蕴含"五禽"的神韵，形神兼备，意气相随，内外合一。

第二节　功法特点

一、安全易学，左右对称

"健身气功·五禽戏"是在对传统五禽戏进行挖掘整理的基础上编创的，便于广大群众习练。因此，动作力求简捷，左右对称，平衡发展，既可全套连贯习练，也可侧重多练某戏，还可只练某戏，运动量较为适中，属有氧训练，各人可根据自身情况调节每势动作的运动幅度和强度，安全可靠。

整套功法虽然动作相对简单，但每一动作无论是动姿或静态，都有细化、精化的余地。如"虎举"，手型的变化，就可细化为撑掌、屈指、拧拳三个过程；两臂的举起和下落，又可分为提、举、拉、按四个阶段，并将内劲贯注于动作的变化之中，眼神要随手而动，带动头部的仰俯变化。待动作熟练后，还可按照起吸落呼的规律以及虎的神韵要求，内外合一地进行锻炼。习练者可根据自己的身体条件和健康状况，循序渐进，逐步提高。

二、引伸肢体，动诸关节

本功法动作体现了身体躯干的全方位运动，包括前俯、后仰、侧屈、拧转、折叠、提落、开合、缩放等各种不同的姿势，对颈椎、胸椎、腰椎等部位进行了有效的锻炼。总的来看，新功法以腰为主轴和枢纽，带动上、下肢向各个方向运动，以增大脊柱的活动幅度，增强健身功效。

本功法特别注意手指、脚趾等关节的运动，以达到加强远端血液微循环的目的。同时，还注意对平时活动较少或为人们所忽视的肌肉群的锻炼。例如，在设计"鹿抵""鹿奔""熊晃""猿提""鸟伸"等动作时，就充分考虑了这些因素。试验点教学效果检测对比数据也证实了这些动作的独特作用，有关指标呈现出较为明显的变化。

三、外导内引，形松意充

古人将"导引"解释为"导气令和，引体令柔"。所谓"导气令和"，主要指疏通调畅体内气血和调顺呼吸之气；所谓"引体令柔"，就是指活利关节、韧带、肌肉的肢体运动。"健身气功·五禽戏"是以模仿动物姿势、以动为主的功法，根据动作的升降开合，以形引气。虽然"形"显示于外，但为内在的"意""神"所系。外形动作既要仿效虎之威猛、鹿之安舒、熊之沉稳、猿之灵巧、鸟之轻捷，还要力求蕴含"五禽"的神韵，意气相随，内外合一。例如"熊运"，外形动作为两手在腹前划弧，腰、腹部同步摇晃，实则要求丹田内气也要随之运使，呼吸之气也要按照提吸落呼的规律去做，以达到"心息相依"的要求。

习练过程在保持功法要求的正确姿势前提下，各部分肌肉应尽量保持放松，做到舒适自然，不僵硬，不拿劲，不软塌。只有肢体松沉自然，才能做到以意引气，气贯全身；以气养神，气血通畅，从而增强体质。

四、动静结合，练养相兼

"健身气功·五禽戏"模仿"五禽"的动作和姿势，舒展肢体，活络筋骨，同时在功法的起势、收势以及每一戏结束后，配以短暂的静功站桩，诱导习练者进入相对平稳的状态和"五禽"的意境，以此来调整气息、宁心安神，起到"外静内动"的功效。具体来说，肢体运动时，形显示于外，但意识、神韵贯注于动作中，排除杂念，思想达到相对的"入静"状态；进行静功站桩时，虽然形体处于安静状态，但是必须体会到体内的气息运行以及"五禽"意境的转换。动与静的有机结合，两个阶段相互交替出现，起到练养相兼的互补作用，可进一步提高练功效果。

第三节　习练要领

习练"健身气功·五禽戏"，必须把握好"形、神、意、气"四个环节。

一、形

形，即练功时的姿势。古人说："形不正则气不顺，气不顺则意不宁，意不宁则神散乱"，说明姿势在练功中的重要性。开始练功时，头身正直，含胸垂肩，体态自然，使身体各部位放松、舒适，不仅肌肉放松，而且精神上也要放松，呼吸要调匀，逐步进入练功状态。开始习练每戏时，要根据动作的名称含义，做出与之相适应的动作造型，动作到位，合乎规范，努力做到"演虎像虎""学熊似熊"。特别是对动作的起落、高低、轻重、缓急、虚实要分辨清楚，不僵不滞，柔和灵活，以达到"引挽❶腰体，动诸关节，以求难老"的功效。

---

❶ 挽：即"牵""拉"之意。

二、神

神，即神态、神韵。养生之道在于"形神合一"。习练健身气功应当做到"惟神是守"。只有"神"守于"中"，而后才能"形"全于"外"。所谓"戏"，有玩耍、游戏之意，这也是"健身气功·五禽戏"与其他健身气功功法不同之处。只有掌握"五禽"的神态，进入玩耍、游戏的意境，神韵方能显现出来，动作形象才可能逼真。虎戏要仿效虎的威猛气势，虎视眈眈；鹿戏要仿效鹿的轻捷舒展，自由奔放；熊戏要仿效熊的憨厚刚直，步履沉稳；猿戏要仿效猿的灵活敏捷，轻松活泼；鸟戏要仿效鹤的昂首挺立，轻盈潇洒。

三、意

意，即意念、意境。《黄帝内经》指出："心为五脏六腑之大主，心动五脏六腑皆摇。"这里的"心"指的是大脑，说明人的思维活动和情绪变化都能影响五脏六腑的功能。因此，在习练中，要尽可能排除不利于身体健康的情绪和思想，创造一个美好的内环境。开始练功时，可以通过微想腹部下丹田❶处，使思想集中，排除杂念，做到心静神凝。习练每戏时，逐步进入"五禽"的意境，模仿不同动物的不同动作。练"虎戏"时，要意想自己是深山中的猛虎，伸展肢体，抓捕食物；练"鹿戏"时，要意想自己是原野上的梅花鹿，众鹿戏抵，伸足迈步；练"熊戏"时，要意想自己是山林中的黑熊，转腰运腹，自由漫行；练"猿戏"时，要意想自己是置于花果山中的灵猴，活泼灵巧，摘桃献果；练"鸟戏"时，要意想自己是江边仙鹤，抻筋拔骨，展翅飞翔。意随形动，气随意行，达到意、气、形合一，以此来疏通经络，调畅气血。

四、气

气，即指练功时对呼吸的锻炼，也称调息。就是习练者有意识地注意呼吸调整，不断去体会、掌握、运用与自己身体状况或与动作变化相适应的呼吸方法。

❶ 下丹田：一般指脐下小腹中心部位。

对于初学者，应先学会动作，明确其含义，使姿势达到舒适准确。待身体放松、情绪安宁后，逐渐注意调整呼吸。古人说："使气则竭，屏气则伤"，应引以为戒。习练"健身气功·五禽戏"时，呼吸和动作的配合有以下规律：起吸落呼、开吸合呼、先吸后呼、蓄吸发呼。其主要呼吸形式有自然呼吸、腹式呼吸、提肛呼吸等，可根据姿势变化或劲力要求而选用。但是，不管选用何种呼吸形式，都要求松静自然，不能憋气。同时，呼吸的"量"和"劲"都不能太过、太大，以不疾不徐为宜，逐步达到缓慢、细匀、深长的程度，以利身体健康。

另外，在习练中特别要注意以下两个方面：

（一）由浅入深

"健身气功·五禽戏"包括起势、收功，共 12 个动作。虽然动作相对简单，容易学会，但要练得纯熟，动作细化、精化，必须经过一段时间的认真习练。因此，初学者必须先掌握动作的姿势变化和运行路线，搞清来龙去脉，跟随他人一起边模仿边练习，尽快融入集体习练中，初步做到"摇筋骨，动肢节"即可。随后，在习练中要注意动作的细节，可采取上、下肢分解练习，再过渡到以腰为轴的完整动作习练，最后进行逐动、逐戏和完整功法的习练，使动作符合规范，并达到熟练的程度。此时，就要注意动作和呼吸、意识、神韵的结合，充分理解动作的内涵和意境，真正达到"形神兼备、内外合一"。特别需要指出的是，不要动作还没真正搞清，就想追求内在的体验，这是不可能的，甚至会出现不良后果。练功必须由简到繁，由浅入深，循序渐进，逐步掌握。只有这样，才能保证把基础打好，防止出现偏差。

（二）因人而异

习练时，中老年人，尤其是患有各种慢性疾病者，需要根据自身体质状况来进行。动作的速度、步姿的高低、幅度的大小、锻炼的时间、习练的遍数、运动量的大小都应很好把握。其原则是练功后感到精神愉快，心情舒畅，肌肉略感酸胀，但不感到太疲劳，不妨碍正常的工作和生活。切忌急于求成，贪多求快。

第四节　动作说明

一、手型、步型和平衡

(一) 基本手型

虎　爪
五指张开，虎口撑圆，第一、二指关节弯曲内扣 (图 12-1)。

鹿　角
拇指伸直外张，食指、小指伸直，中指、无名指弯曲内扣 (图 12-2)。

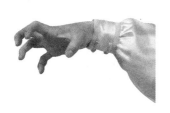

图 12-1

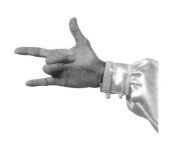

图 12-2

熊　掌
拇指压在食指指端上，其余四指并拢弯曲，虎口撑圆 (图 12-3)。

猿　钩
五指指腹捏拢，屈腕 (图 12-4)。

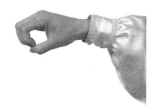

图 12-3

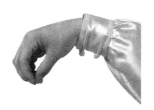

图 12-4

鸟　翅

五指伸直，拇指、食指、小指向上翘起，无名指、中指并拢向下（图 12-5）。

握　固

拇指抵掐无名指根节内侧，其余四指屈拢收于掌心（图 12-6）。

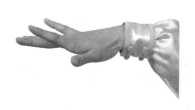
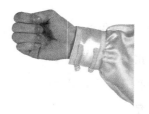

图 12-5

图 12-6

（二）基本步型

弓　步

两腿前后分开一大步，横向之间保持一定宽度，右（左）腿屈膝前弓，大腿斜向地面，膝与脚尖上下相对，脚尖微内扣；左（右）腿自然伸直，脚跟蹬地，脚尖稍内扣，全脚掌着地（图 12-7）。

虚　步

右（左）脚向前迈出，脚跟着地；脚尖上翘，膝微屈；左（右）腿屈膝下蹲，全脚掌着地，脚尖斜向前方，臀部与脚跟上下相对。身体重心落于左（右）腿（图 12-8）。

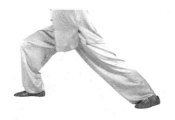
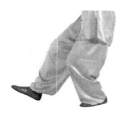

图 12-7

图 12-8

丁　步

两脚左右分开，间距 10~20 厘米；两腿屈膝下蹲，左（右）脚脚跟提起，脚尖着地，虚点地面，置于右（左）脚脚弓处，右（左）腿全脚掌着地踏实（图 12-9）。

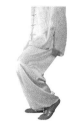

图 12-9

（三）平　衡

提膝平衡

左（右）腿直立站稳，上体正直；右（左）腿在体前屈膝上提，小腿自然下垂，脚尖向下（图 12-10）。

后举腿平衡

右（左）腿蹬直站稳，左（右）腿伸直，向体后举起，脚面绷平，脚尖向下（图 12-11）。

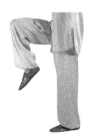

图 12-10

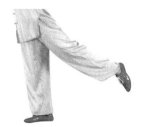

图 12-11

二、　动作图解

预备势　起势调息

动作一：两脚并拢，自然伸直；两手自然垂于体侧；胸腹放松，头项正直，下颏微收，舌抵上腭；目视前方（图 12-12）。

动作二：左脚向左平开一步，稍宽于肩，两膝微屈，松静站立；调息数次，意守丹田（图 12-13）。

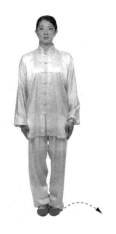

图 12-12

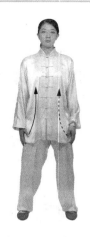

图 12-13

动作三：肘微屈，两臂在体前向上、向前平托，与胸同高（图 12-14）。

动作四：两肘下垂外展，两掌向内翻转，并缓慢下按于腹前；目视前方（图 12-15）。

重复三至四动 2 遍后，两手自然垂于体侧（图 12-16）

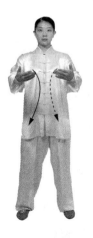

图 12-14

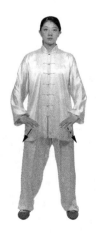

图 12-15

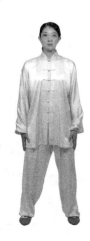

图 12-16

动作要点

1. 两臂上提下按，意在两掌劳宫穴❶，动作柔和、均匀、连贯。

2. 动作也可配合呼吸，两臂上提时吸气，下按时呼气。

易犯错误

1. 向左开步时，两膝过分挺直，身体左右摇晃。

2. 两掌上提下按时，运行路线直来直去，两肘尖外扬，肩膀上耸。

纠正方法

1. 开步前，两膝先微屈；开步时，身体重心先落于右脚，左脚提起后，再缓缓向左移动，左脚掌先着地，使重心保持平稳。

2. 意念沉肩，再两臂起动，肘尖有下垂感觉，两掌上提、内合、下按，运行路线成弧线，圆活自然。

功理与作用

1. 排除杂念，诱导入静，调和气息，宁心安神。

2. 吐故纳新，升清降浊，调理气机。

第一戏　虎戏

"虎戏"要体现虎的威猛。神发于目，虎视眈眈；威生于爪，伸缩有力；神威并重，气势凌人。动作变化要做到刚中有柔、柔中生刚、外刚内柔、刚柔相济，具有动如雷霆无阻挡、静如泰山不可摇的气势。

第一式　虎举

动作一：接上式。两手掌心向下，十指撑开，再弯曲成虎爪状；目视两掌（图 12-17）。

动作二：随后，两手外旋，由小指先弯曲，其余四指依次弯曲握拳，两拳沿体前缓慢上提（图 12-18）。至肩前时，十指撑开，举至头上方再弯曲成虎爪状；目视两掌（图 12-19）。

---

❶ 劳宫穴：在掌中央，第二、三掌骨之间；握拳，中指尖所点处。

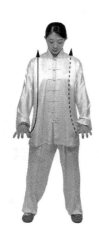
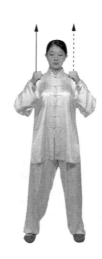
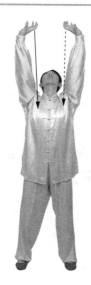

图 12-17   图 12-18   图 12-19

动作三：两掌外旋握拳，拳心相对；目视两拳。

动作四：两拳下拉至肩前时，变掌下按（图 12-20）。沿体前下落至腹前，十指撑开，掌心向下；目视两掌（图 12-21）。

重复一至四动 3 遍后，两手自然垂于体侧；目视前方（图 12-22）。

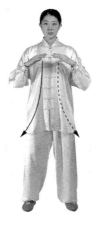
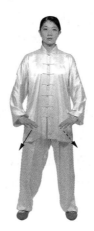
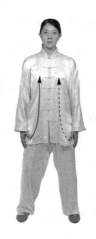

图 12-20   图 12-21   图 12-22

动作要点

1. 十指撑开、弯曲成"虎爪"和外旋握拳，三个环节均要贯注劲力。

2. 两掌向上如托举重物，提胸收腹，充分拔长躯体；两掌下落如拉双环，含胸松腹，气沉丹田。

3. 眼随手动。

4. 动作可配合呼吸，两掌上举时吸气，下落时呼气。

易犯错误

1. 手直接由掌变拳，虎爪状不明显。

2. 两掌上举时，身体后仰，成反弓状。

纠正方法

1. 手指撑开后，先依次屈扣第一、二节指关节，再紧握成拳。

2. 两掌向头部正上方托举，身体与地面保持垂直。

功理与作用

1. 两掌举起，吸入清气；两掌下按，呼出浊气。一升一降，疏通三焦❶ 气机，调理三焦功能。

2. 手成"虎爪"变拳，可增强握力，改善上肢远端关节的血液循环。

第二式　虎扑

动作一：接上式。两手握空拳，沿身体两侧上提至肩前上方（图12-23）。

动作二：两手向上、向前划弧，十指弯曲成"虎爪"，掌心向下；同时上体前俯，挺胸塌腰；目视前方（图12-24、图12-24侧）。

动作三：两腿屈膝下蹲，收腹含胸；同时，两手向下划弧至两膝侧，掌心向下；目视前下方（图12-25）。随后，两腿

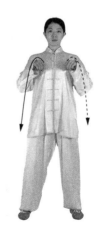

图 12-23

---

❶ 三焦：六腑之一，是上焦、中焦、下焦的合称，纵贯于人体的上、中、下三部，有总领五脏六腑经络、内外、上下之气的功能。

伸膝，送髋，挺腹，后仰；同时，两掌握空拳，沿体侧向上提至胸侧；目视前上方（图12-26、图12-26侧）。

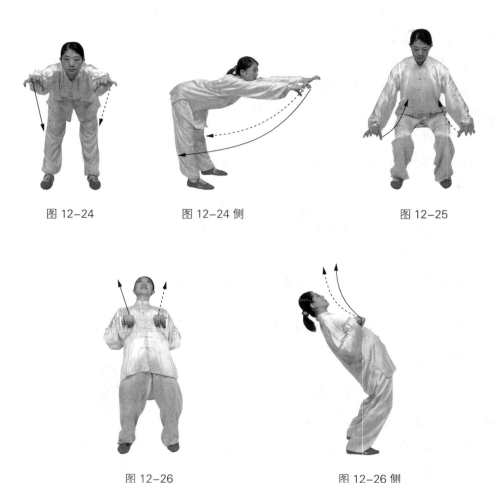

图 12-24　　　　　　图 12-24 侧　　　　　　　　图 12-25

图 12-26　　　　　　　　图 12-26 侧

　　动作四： 左腿屈膝提起，两手上举（图12-27）。左脚向前迈出一步，脚跟着地，右腿屈膝下蹲，成左虚步；同时上体前倾，两拳变"虎爪"向前、向下扑至膝前两侧，掌心向下；目视前下方（图12-28）。随后上体抬起，左脚收回，开步站立；两手自然下落于体侧；目视前方（图12-29）。

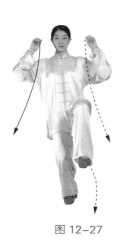

图 12-27

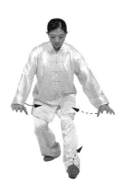

图 12-28

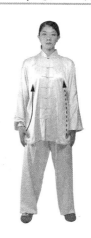

图 12-29

动作五至动作八：同动作一至动作四，唯左右相反（图 12-30—图 12-36）。

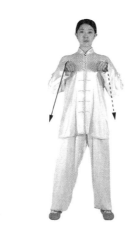

图 12-30

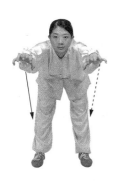

图 12-31

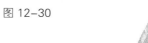

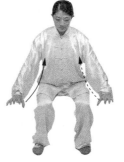

图 12-32

215

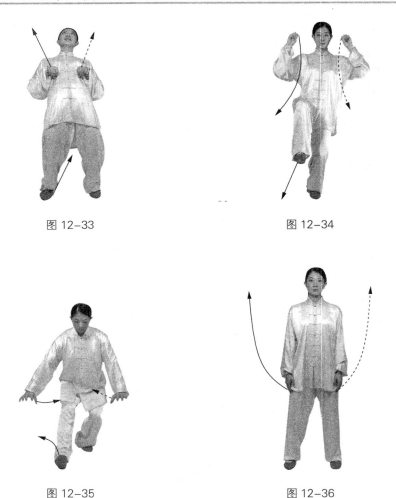

图 12-33

图 12-34

图 12-35

图 12-36

重复一至八动 1 遍后，两掌向身体侧前方举起，与胸同高，掌心向上；目视前方（图 12-37）。两臂屈肘，两掌内合下按，自然垂于体侧；目视前方（图 12-38）。

动作要点

1. 上体前俯，两手尽力向前伸，而臀部向后引，充分伸展脊柱。

2. 屈膝下蹲、收腹含胸要与伸膝、送髋、挺腹、后仰动作过程连贯，使脊柱形成由折叠到展开的蠕动，两掌下按上提要与之配合协调。

3. 虚步下扑时，速度可加快，先柔后刚，配合快速深呼气，气由丹田发出，

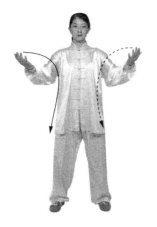

图 12-37

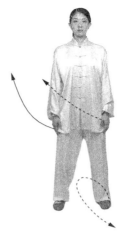

图 12-38

以气催力，力达指尖，表现出虎的威猛。

4. 中老年习练者和体弱者，可根据情况适当减小动作幅度。

易犯错误

1. "虎爪"和握拳两种手型的变化过程掌握不当。

2. 身体由折弯到展开不够充分，两手配合不够协调。

3. 向前迈步成虚步时，重心不稳，左右摇晃。

纠正方法

1. 两手前伸抓扑时，拳变"虎爪"，力达指尖，由柔转刚；两掌向里划弧回收时，"虎爪"屈拢，轻握空拳，由刚转柔。

2. 身体前挺展开时，两手要注意后伸，运行路线要成弧形，协助身体完成屈伸蠕动。

3. 迈步时，两脚横向间距要保持一定宽度，适当增大稳定角度。

功理与作用

1. 虎扑动作形成了脊柱的前后伸展折叠运动，尤其是引腰前伸，增加了脊柱各关节的柔韧性和伸展度，可使脊柱保持正常的生理弧度。

2. 脊柱运动能增强腰部肌肉力量，对常见的腰部疾病，如腰肌劳损、习惯性腰扭伤等症有防治作用。

3. 督脉❶ 行于背部正中，任脉❷ 行于腹部正中。脊柱的前后伸展折叠，牵动任、督两脉，起到调理阴阳、疏通经络、活跃气血的作用。

第二戏　鹿戏

鹿喜挺身眺望，好角抵，运转尾闾❸，善奔走，通任、督两脉。习练"鹿戏"时，动作要轻盈舒展，神态要安闲雅静，意想自己置身于群鹿中，在山坡、草原上自由快乐地活动。

第三式　鹿抵

动作一：接上式。两腿微屈，身体重心移至右腿，左脚经右脚内侧向左前方迈步，脚跟着地；同时，身体稍右转；两掌握空拳，向右侧摆起，拳心向下，高与肩平；目随手动，视右拳（图12—39）。

动作二：身体重心前移；左腿屈膝，脚尖外展踏实；右腿伸直蹬实；同时，身体左转，两掌成"鹿角"，向上、向左、向后划弧，掌心向外，指尖朝后，左臂弯曲外展平伸，肘抵靠左腰侧；右臂举至头前，向左后

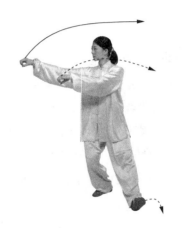

图 12—39

方伸抵，掌心向外，指尖朝后；目视右脚跟（图12—40、图12—40侧）。随后，身体右转；左脚收回，开步站立；同时两手向上、向右、向下划弧，两掌握空拳下落于体前；目视前下方（图12—41）。

动作三、四：同动作一、二，唯左右相反（图12—42—图12—44）。

---

❶ 督脉：奇经八脉之一。起于胞中，下出会阴，经尾闾，沿脊柱上行，至项后风池穴进入脑内，沿头部正中线经头顶、前额、鼻至龈交穴止。

❷ 任脉：奇经八脉之一。起于胞中，下出会阴，上至毛际而入腹内，沿前正中线到达咽喉，上行至下唇内，环绕口唇，在龈交穴接于督脉，并络于两目下。

❸ 尾闾：在尾骶骨末节。

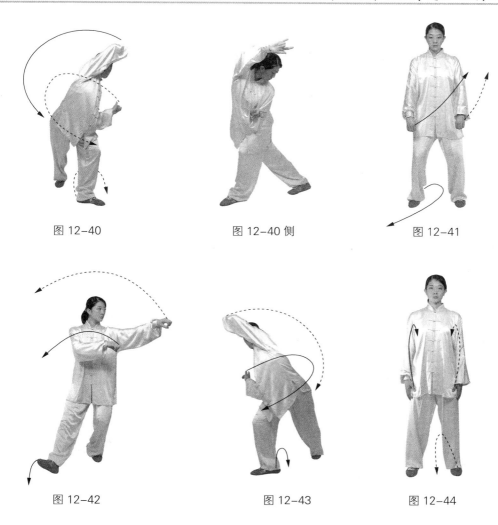

图 12-40

图 12-40 侧

图 12-41

图 12-42

图 12-43

图 12-44

动作五至动作八：同动作一至动作四。

重复一至八动 1 遍。

动作要点

1. 腰部侧屈拧转，侧屈的一侧腰部要压紧，另一侧腰部则借助上举手臂后伸，得到充分牵拉。

2. 后脚脚跟要蹬实，固定下肢位置，加大腰、腹部的拧转幅度，运转尾闾。

3. 动作可配合呼吸，两掌向上划弧摆动时吸气，向后伸抵时呼气。

易犯错误

1. 腰部侧屈拧转时，身体过于前倾。

2. 身体侧屈幅度不够，眼看不到后脚跟。

纠正方法

1. 后腿沉髋，有助于上体正直，可加大腰部拧转幅度。

2. 重心前移，增加前腿膝关节弯曲度，同时加大上举手臂向后下方伸展的幅度。

功理与作用

1. 腰部的侧屈拧转，使整个脊椎充分旋转，可增强腰部的肌肉力量，也可防治腰部的脂肪沉积。

2. 目视后脚脚跟，加大腰部在拧转时的侧屈程度，可防治腰椎小关节紊乱等症。

3. 中医认为，"腰为肾之府"。尾闾运转，可起到强腰补肾、强筋健骨的功效。

第四式　鹿奔

动作一：接上式。左脚向前跨一步，屈膝，右腿伸直成左弓步；同时，两手握空拳，向上、向前划弧至体前，屈腕，高与肩平，与肩同宽，拳心向下；目视前方（图12-45）。

动作二：身体重心后移；左膝伸直，全脚掌着地；右腿屈膝；低头、弓背，收腹；同时，两臂内旋，两掌前伸，掌背相对，拳变"鹿角"（图12-46、图12-46侧）。

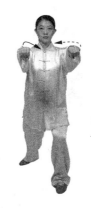

图12-45

动作三：身体重心前移，上体抬起；右腿伸直，左腿屈膝，成左弓步；松肩沉肘，两臂外旋，"鹿角"变空拳，高与肩平，拳心向下；目视前方（图12-47）。

动作四：左脚收回，开步直立；两拳变掌，回落于体侧；目视前方（图12-48）。

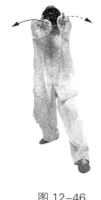

图 12-46

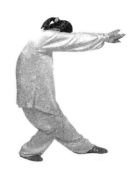

图 12-46 侧

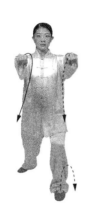

图 12-47

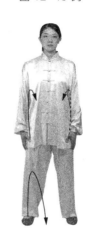

图 12-48

动作五至动作八：同动作一至动作四，唯左右相反（图 12-49—图 12-52）。

重复一至八动 1 遍后，两掌向身体侧前方举起，与胸同高，掌心向上；目视前方（图 12-53）。屈肘，两掌内合下按，自然垂于体侧；目视前方（图 12-54）。

动作要点

1. 提腿前跨要有弧度，落步轻灵，体现鹿的安舒神态。

2. 身体后坐时，两臂前伸，胸部内含，背部形成"横弓"状；头前伸，背后拱，腹收缩，臀内敛，形成"竖弓"状，使腰、背部得到充分伸展和拔长。

3. 动作可配合呼吸。身体后坐时，配合吸气。重心前移时，配合呼气。

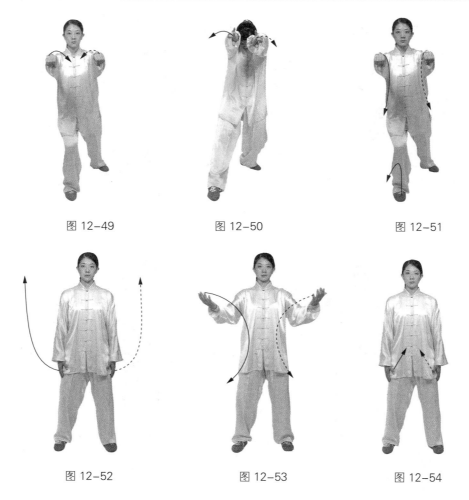

图 12-49   图 12-50   图 12-51

图 12-52   图 12-53   图 12-54

易犯错误

1. 落步后两脚成一直线，重心不稳，上体紧张歪扭。

2. 背部"横弓"与躯干"竖弓"不够明显。

纠正方法

1. 脚提起后，向同侧肩部正前方跨步，保持两脚横向宽度。

2. 加大两肩内旋幅度，可增大收胸程度；头、髋前伸，收腹后顶，可增大躯干的后弯幅度。

功理与作用

1. 两臂内旋前伸，肩、背部肌肉得到牵拉，对颈肩综合症、肩关节周围炎等症有防治作用；躯干弓背收腹，能矫正脊柱畸形，增强腰、背部肌肉力量。

2. 向前落步时，气充丹田。身体重心后坐时，气运命门❶，加强了人的先天与后天之气的交流。尤其是重心后坐，整条脊柱后弯，内夹尾闾，后凸命门，打开大椎❷，意在疏通督脉经气，具有振奋全身阳气的作用。

第三戏　熊戏

"熊戏"要表现出熊憨厚沉稳、松静自然的神态。运势外阴内阳，外动内静，外刚内柔，以意领气，气沉丹田；行步外观笨重拖沓，其实笨中生灵，蕴含内劲，沉稳之中显灵敏。

第五式　熊运

动作一： 接上式。两掌握空拳成"熊掌"，拳眼相对，垂于下腹部；目视两拳（图 12-55）。

动作二： 以腰、腹为轴，上体做顺时针摇晃；同时，两拳随之沿右肋部、上腹部、左肋部、下腹部划圆；目随上体摇晃环视（图 12-56—图 12-59）。

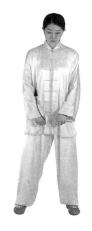
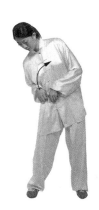
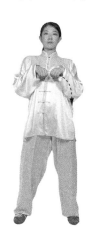

图 12-55　　　　　　　　图 12-56　　　　　　　　图 12-57

---

❶ 命门：位于腰部后正中线上，当第二腰椎棘突与第三腰椎棘突之间的凹陷处。

❷ 大椎：位于背上部，当第一胸椎棘突之上与第七颈椎棘突之间的凹陷处。

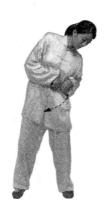

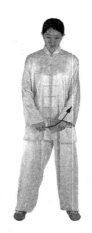

图 12-58   图 12-59

动作三、四：同动作一、二。

动作五至动作八：同动作一至动作四，唯左右相反，上体做逆时针摇晃，两拳随之划圆（图 12-60—图 12-63）。

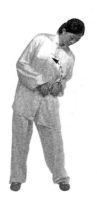

图 12-60

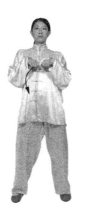

图 12-61

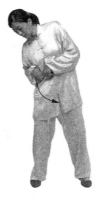

图 12-62

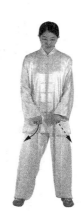

图 12-63

做完最后一动，两拳变掌下落，自然垂于体侧；目视前方（图 12-64）。

动作要点

1. 两掌划圆应随腰、腹部的摇晃而被动牵动，要协调自然。

2. 两掌划圆是外导，腰、腹摇晃为内引，意念内气在腹部丹田运行。

3. 动作可配合呼吸，身体上提时吸气，身体前俯时呼气。

易犯错误

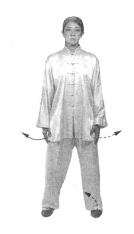

图 12-64

1. 两掌贴腹太紧或主动划圆形成摩腹动作，没有随腰、腹部的转动协调地进行划圆摆动。

2. 以腰、胯为轴进行转动，或身体摇晃幅度过大。

纠正方法

1. 肩肘放松，两掌轻附于腰、腹，体会用腰腹的摇晃来带动两手运行。

2. 相对固定腰、胯位置，身体摇晃时，在意念上是做立圆摇转。因此，当向上摇晃时，做提胸收腹，充分伸展腰、腹；向下摇晃时，做含胸松腹，挤压脾、胃、肝等中焦区域的内脏器官。

功理与作用

1. 活动腰部关节和肌肉，可防治腰肌劳损及软组织损伤。

2. 腰腹转动，两掌划圆，引导内气运行，可加强脾、胃的运化功能。

3. 运用腰、腹摇晃，对消化器官进行体内按摩，可防治消化不良、腹胀纳呆、便秘腹泻等症。

第六式　熊晃

动作一：接上式。身体重心右移；左髋上提，牵动左脚离地，再微屈左膝；两掌握空拳成"熊掌"；目视左前方（图 12-65）。

动作二：身体重心前移；左脚向左前方落地，全脚掌踏实，脚尖朝前，右腿伸直；身体右转，左臂内旋前靠，左拳摆至左膝前上方，拳心朝左；右拳摆至体后，拳心朝后；目视左前方（图12-66）。

动作三：身体左转，重心后坐；右腿屈膝，左腿伸直；拧腰晃肩，带动两臂前后弧形摆动；右拳摆至左膝前上方，拳心朝右；左拳摆至体后，拳心朝后；目视左前方（图12-67）。

动作四：身体右转，重心前移；左腿屈膝，右腿伸直；同时，左臂内旋前靠，左拳摆至左膝前上方，拳心朝左；右拳摆至体后，拳心朝后；目视左前方（图12-68）。

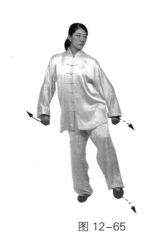

图 12-65

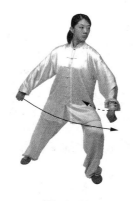

图 12-66

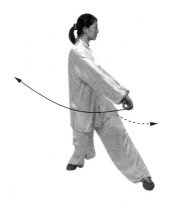

图 12-67

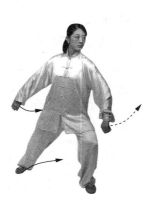

图 12-68

动作五至动作八：同动作一至动作四，唯左右相反（图 12-69—图 12-72）。

重复一至八动 1 遍后，左脚上步，开步站立；同时，两手自然垂于体侧（图 12-73）。两掌向身体侧前方举起，与胸同高，掌心向上；目视前方（图 12-74）。屈肘，两掌内合下按，自然垂于体侧；目视前方（图 12-75）。

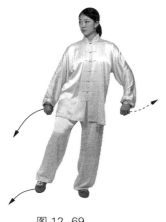

图 12-69

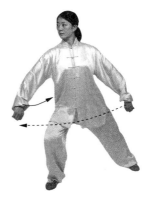

图 12-70

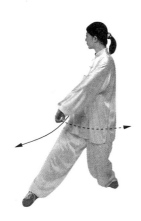

图 12-71

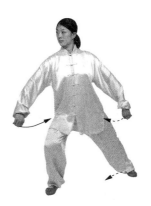

图 12-72

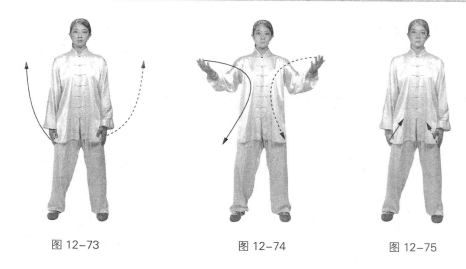

图 12-73　　　　　　　　图 12-74　　　　　　　　图 12-75

动作要点

1. 用腰侧肌群收缩来牵动大腿上提，按提髋、起腿、屈膝的先后顺序提腿。

2. 两脚前移，横向间距稍宽于肩，随身体重心前移，全脚掌踏实，使震动感传至髋关节处，体现熊步的沉稳厚实。

易犯错误

1. 没有提髋动作，直接屈膝提腿，向前迈步。

2. 落步时，脚用力前踏，髋关节处没有震动感。

纠正方法

1. 可先练习左右提髋。方法是：两肩保持水平，重心移向右脚，上提左髋，牵动左腿提起，再原处落下；然后重心左移，上提右髋。以此体会腰侧肌群收缩状态。

2. 提髋，屈膝，身体重心前移，脚自然落地，体重落于全脚掌。同时踝、膝关节放松，使震动感传至髋部。

功理与作用

1. 身体左右晃动，意在两胁，调理肝脾。

2. 提髋行走，加上落步的微震，可增强髋关节周围肌肉的力量，提高平衡能力，有助于防治老年人下肢无力、髋关节损伤、膝痛等症。

第四戏 猿戏

猿生性好动，机智灵敏，善于纵跳，折枝攀树，躲躲闪闪，永不疲倦。习练"猿戏"时，外练肢体的轻灵敏捷，欲动则如疾风闪电，迅敏机警；内练精神的宁静，欲静则似静月凌空，万籁无声，从而达到"外动内静""动静结合"的境界。

第七式 猿提

动作一：接上式。两掌在体前，手指伸直分开（图12-76），再屈腕撮拢捏紧成"猿钩"（图12-77）。

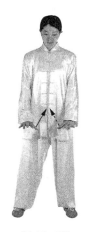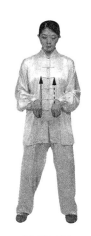

图 12-76 　　　　　　　　　 图 12-77

动作二：两掌上提至胸，两肩上耸，收腹提肛；同时，脚跟提起，头向左转；目随头动，视身体左侧（图12-78、图12-78侧）。

动作三：头转正，两肩下沉，松腹落肛，脚跟着地；"猿钩"变掌，掌心向下；目视前方（图12-79）。

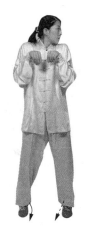

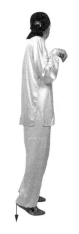
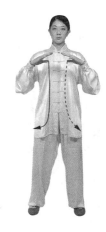

图 12-78   图 12-78 侧   图 12-79

动作四：两掌沿体前下按落于体侧；目视前方（图 12-80）。

动作五至动作八：同动作一至动作四，唯头向右转（图 12-81—图 12-85）。

重复一至八动作 1 遍。

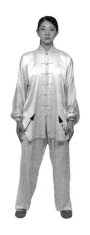
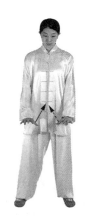
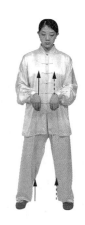

图 12-80   图 12-81   图 12-82

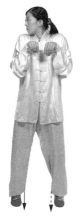

图 12-83

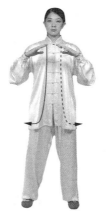

图 12-84

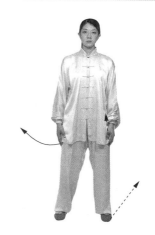

图 12-85

动作要点

1. 掌指撮拢变钩，速度稍快。

2. 按耸肩、收腹、提肛、脚跟离地、转头的顺序，上提重心。耸肩、缩胸、屈肘、提腕要充分。

3. 动作可配合提肛呼吸。两掌上提吸气时，用意提起会阴部；下按呼气时，放下会阴部。

易犯错误

1. 脚跟离地后，重心不稳，前后晃动。

2. 耸肩不够充分，胸、背部和上肢不能充分团紧。

纠正方法

1. 头部百会穴❶上领，牵动整个身体垂直向上，起到稳定重心的作用。

2. 以胸部膻中穴❷为中心，缩项、夹肘、团胸、收腹，可加强胸、背部和上肢的团紧程度。

功理与作用

1. "猿钩"的快速变化，意在增强神经—肌肉反应的灵敏性。

---

❶ 百会穴：在后发际正中直上七寸。简易取穴法：两耳尖连线与头部正中线之交点处。

❷ 膻中穴：在胸前部，两乳头连线间的中点，一般多平齐第五胸肋关节的高度。

2. 两掌上提时，缩项，耸肩，团胸吸气，挤压胸腔和颈部血管；两掌下按时，伸颈，沉肩，松腹，扩大胸腔体积，可增强呼吸，按摩心脏，改善脑部供血。

3. 提踵直立，可增强腿部力量，提高平衡能力。

第八式　猿摘

动作一：接上式。左脚向左后方退步，脚尖点地，右腿屈膝，重心落于右腿；同时，左臂屈肘，左掌成"猿钩"收至左腰侧；右掌向右前方自然摆起，掌心向下（图12-86）。

动作二：身体重心后移；左脚踏实，屈膝下蹲，右脚收至左脚内侧，脚尖点地，成右丁步；同时，右掌向下经腹前向左上方划弧至头左侧，掌心对太阳穴❶；目先随右掌动，再转头注视右前上方（图12-87）。

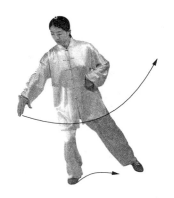 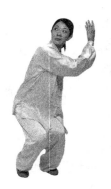

图 12-86　　　　　　　　　　　　　　　图 12-87

动作三：右掌内旋，掌心向下，沿体侧下按至左髋侧；目视右掌（图12-88）。右脚向右前方迈出一大步，左腿蹬伸，身体重心前移；右腿伸直，左脚脚尖点地；同时，右掌经体前向右上方划弧，举至右上侧变"猿钩"，稍高于肩；左掌向前、向上伸举，屈腕撮钩，成采摘势；目视左掌（图12-89）。

---

❶ 太阳穴：在头侧，眉梢与目外眦之间向后约1寸凹陷处。

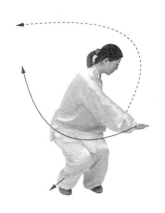

图 12-88

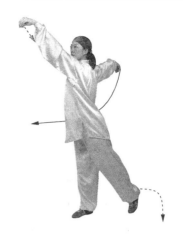

图 12-89

动作四：身体重心后移；左掌由"猿钩"变为"握固"；右手变掌，自然回落于体前，虎口朝前（图 12-90）。随后，左腿屈膝下蹲，右脚收至左脚内侧，脚尖点地，成右丁步；同时，左臂屈肘收至左耳旁，掌指分开，掌心向上，成托桃状；右掌经体前向左划弧至左肘下捧托；目视左掌（图 12-91）。

动作五至动作八：同动作一至动作四，唯左右相反（图 12-92—图 12-97）。

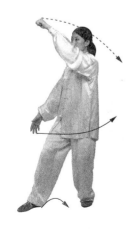

图 12-90

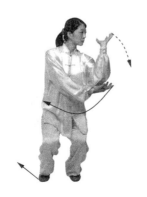

图 12-91

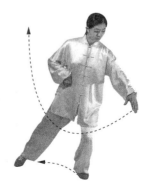

图 12-92

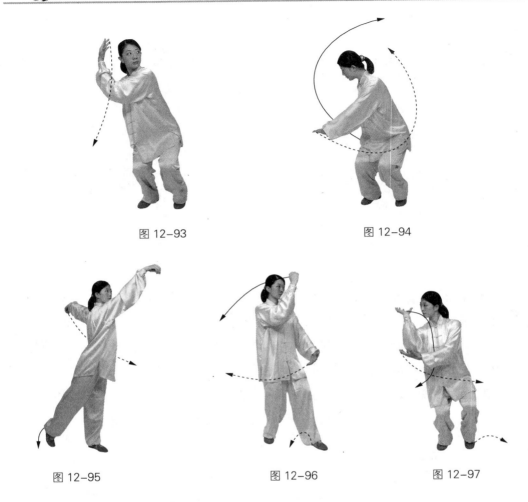

图 12-93

图 12-94

图 12-95

图 12-96

图 12-97

重复一至八动 1 遍后，左脚向左横开一步，两腿直立；同时，两手自然垂于体侧（图 12-98）。两掌向身体侧前方举起，与胸同高，掌心向上；目视前方（图 12-99）。屈肘，两掌内合下按，自然垂于体侧；目视前方（图 12-100）。

动作要点

1. 眼要随上肢动作变化左顾右盼，表现出猿猴眼神的灵敏。

2. 屈膝下蹲时，全身呈收缩状。蹬腿迈步，向上采摘，肢体要充分展开。采摘时变"猿钩"，手指撮拢快而敏捷；变握固后，成托桃状时，掌指要及时分开。

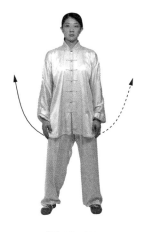

图 12-98

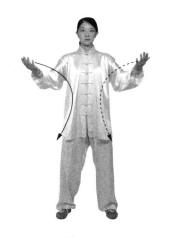

图 12-99

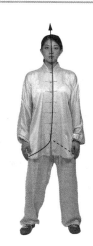

图 12-100

3. 动作以神似为主，重在体会其意境，不可太夸张。

易犯错误

1. 上、下肢动作配合不够协调。

2. 摘桃时，手臂向上直线推出，"猿钩"变化的时机掌握不准。

纠正方法

1. 下蹲时，手臂屈肘，上臂靠近身体；蹬伸时，手臂充分展开。

2. 向上采摘，手的运行路线呈向上弧形，动作到位时，手掌才变猿钩状。

功理与作用

1. 眼神的左顾右盼，有利于颈部运动，促进脑部的血液循环。

2. 动作的多样性体现了神经系统和肢体运动的协调性，模拟猿猴在采摘桃果时愉悦的心情，可减轻大脑神经系统的紧张度，对神经紧张、精神忧郁等症有防治作用。

第五戏　鸟戏

鸟戏取形于鹤。鹤是轻盈安详的鸟类，人们对它进行描述时往往寓意它的健康长寿。习练时，要表现出鹤的昂然挺拔、悠然自得的神韵。仿效鹤翅飞翔，抑扬开合。两臂上提，伸颈运腰，真气上引；两臂下合，含胸松腹，气沉丹田。活跃周身经络，灵活四肢关节。

第九式　鸟伸

动作一：接上式。两腿微屈下蹲，两掌在腹前相叠（图12-101）。

动作二：两掌向上举至头前上方，掌心向下，指尖向前；身体微前倾，提肩，缩项，挺胸，塌腰；目视前下方（图12-102、图12-102侧）。

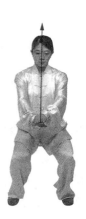

图12-101

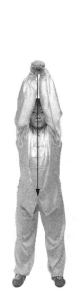

图12-102

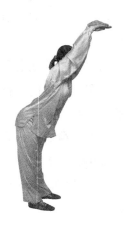

图12-102侧

动作三：两腿微屈下蹲；同时，两掌相叠下按至腹前；目视两掌（图12-103）。

动作四：身体重心右移；右腿蹬直，左腿伸直向后抬起；同时，两掌左右分开，掌成"鸟翅"，向体侧后方摆起，掌心向上；抬头，伸颈，挺胸，塌腰；目视前方（图12-104、图12-104侧）。

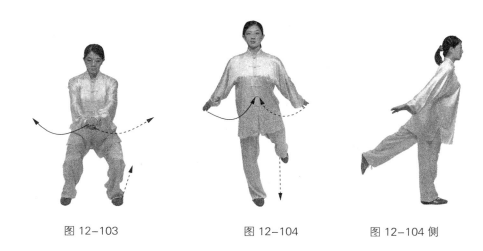

图 12-103　　　　　图 12-104　　　　　图 12-104 侧

动作五至动作八：同动作一至动作四，唯左右相反（图12-105—图12-108）。

重复一至八动 1 遍后，左脚下落，两脚开步站立，两手自然垂于体侧；目视前方（图12-109）。

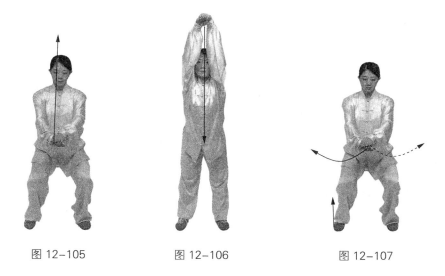

图 12-105　　　　　图 12-106　　　　　图 12-107

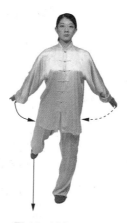

图 12-108

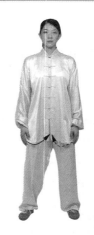

图 12-109

动作要点

1. 两掌在体前相叠，上下位置可任选，以舒适自然为宜。

2. 注意动作的松紧变化。掌上举时，颈、肩、臀部紧缩；下落时，两腿微屈，颈、肩、臀部松沉。

3. 两臂后摆时，身体向上拔伸，并形成向后反弓状。

易犯错误

1. 松紧变化掌握不好。

2. 单腿支撑时，身体重心不稳。

纠正方法

1. 先练习两掌相叠，在体前做上举下落动作，上举时收紧，下落时放松，逐步过渡到完整动作。

2. 身体重心移到支撑腿后，另一腿再向后抬起，支撑腿的膝关节挺直，有助于提高动作的稳定性。

功理与作用

1. 两掌上举吸气，扩大胸腔；两手下按，气沉丹田，呼出浊气，可加强肺的吐故纳新功能，增加肺活量，改善慢性支气管炎、肺气肿等病的症状。

2. 两掌上举，作用于大椎和尾闾，督脉得到牵动；两掌后摆，身体成反弓状，任脉得到拉伸。这种松紧交替的练习方法，可增强疏通任、督两脉经气的作用。

第十式 鸟飞

接上式。两腿微屈；两掌成"鸟翅"合于
腹前，掌心相对；目视前下方（图12-110）。

动作一：右腿伸直独立，左腿屈膝提起，小
腿自然下垂，脚尖朝下；同时，两掌成展翅状，
在体侧平举向上，稍高于肩，掌心向下；目视前
方（图12-111）。

动作二：左脚下落在右脚旁，脚尖着地，
两腿微屈；同时，两掌合于腹前，掌心相对；
目视前下方（图12-112）。

动作三：右腿伸直独立，左腿屈膝提起，
小腿自然下垂，脚尖朝下；同时，两掌经体侧，向上举至头顶上方，掌背相
对，指尖向上；目视前方（图12-113）。

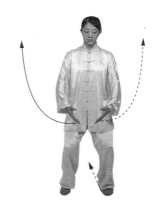

图 12-110

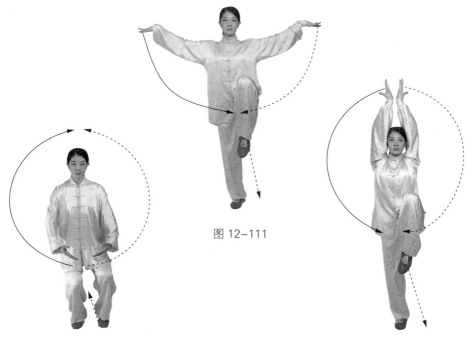

图 12-111

图 12-112

图 12-113

239

动作四: 左脚下落在右脚旁,全脚掌着地,两腿微屈;同时,两掌合于腹前,掌心相对;目视前下方(图 12-114)。

动作五至动作八: 同动作一至动作四,唯左右相反(图 12-115—图 12-118)。

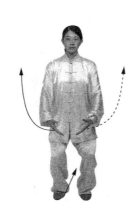

图 12-114

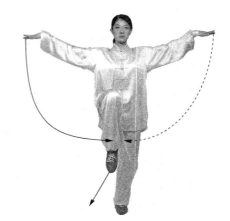

图 12-115

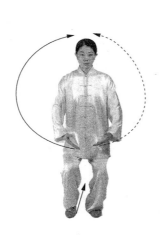

图 12-116

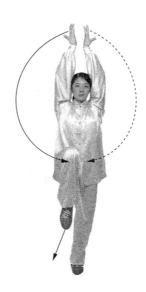

图 12-117

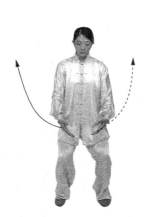

图 12-118

重复一至八动1遍后，两掌向身体侧前方举起，与胸同高，掌心向上；目视前方（图12–119）。屈肘，两掌内合下按，自然垂于体侧；目视前方（图12–120）。

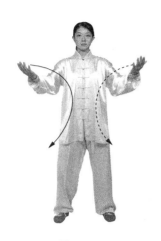

图12–119

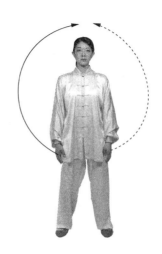

图12–120

动作要点

1. 两臂侧举，动作舒展，幅度要大，尽量展开胸部两侧；两臂下落内合，尽量挤压胸部两侧。

2. 手脚变化配合协调，同起同落。

3. 动作可配合呼吸，两掌上提时吸气，下落时呼气。

易犯错误

1. 两臂伸直摆动，动作僵硬。

2. 身体紧张，直立不稳，呼吸不畅。

纠正方法

1. 两臂上举时，力从肩发，先沉肩，再松肘，最后提腕，形成手臂举起的蠕动过程；下落时，先松肩，再沉肘，最后按掌合于腹前。

2. 两臂上举吸气，头部百会穴上领，提胸收腹；下落呼气，松腰松腹，气沉丹田。

功理与作用

1. 两臂的上下运动可改变胸腔容积，若配合呼吸运动可起到按摩心肺作用，增强血氧交换能力。

2. 拇指、食指的上翘紧绷，意在刺激手太阴肺经❶，加强肺经经气的流通，提高心肺功能。

3. 提膝独立，可提高人体平衡能力。

收势　引气归元

动作一：两掌经体侧上举至头顶上方，掌心向下（图 12-121）。

动作二：两掌指尖相对，沿体前缓慢下按至腹前；目视前方（图 12-122）。

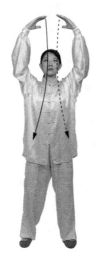

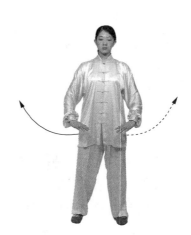

图 12-121　　　　　　　　　　图 12-122

重复一、二动 2 遍。

动作三：两手缓慢在体前划平弧，掌心相对，高与脐平；目视前方（图 12-123）。

动作四：两手在腹前合拢，虎口交叉，叠掌；眼微闭静养，调匀呼吸，意守丹田（图 12-124）。

动作五：数分钟后，两眼慢慢睁开，两手合掌，在胸前搓擦至热（图 12-125）。

❶ 手太阴肺经：为人体十二经脉之一。起于中焦，体表部分循行于上肢内侧前缘，止于拇指和食指端。

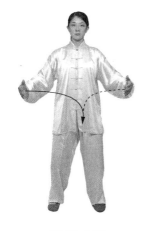

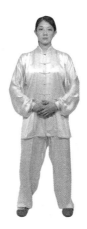
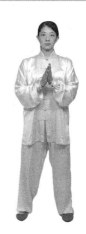

图 12-123　　　　　　　　图 12-124　　　　　　　　图 12-125

动作六：掌贴面部，上、下擦摩，浴面 3～5 遍（图 12-126）。

动作七：两掌向后沿头顶、耳后、胸前下落，自然垂于体侧；目视前方（图 12-127）。

动作八：左脚提起向右脚并拢，前脚掌先着地，随之全脚踏实，恢复成预备势；目视前方（图 12-128）。

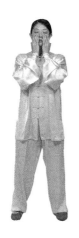
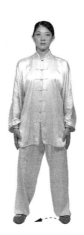
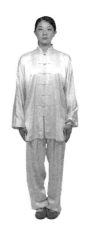

图 12-126　　　　　　　　图 12-127　　　　　　　　图 12-128

243

动作要点

1. 两掌由上向下按时，身体各部位要随之放松，直达脚底涌泉穴❶。

2. 两掌腹前划平弧动作，衔接要自然、圆活，有向前收拢物体之势，意将气息合抱引入丹田。

易犯错误

1. 两掌上举带动两肩上抬，胸廓上提。

2. 两掌运行路线不清。

纠正方法

1. 身体重心相对固定，两掌上举时，注意肩部下沉放松。

2. 两掌在体侧向上做立圆和在腹前向前划平弧时，意念要放在掌心。

功理与作用

1. 引气归元就是使气息逐渐平和，意将练功时所得体内、外之气，导引归入丹田，起到和气血、通经脉、理脏腑的功效。

2. 通过搓手、浴面，恢复常态，收功。

---

❶ 涌泉穴：在足底第二、三跖骨之间。简易取位法：足底人字纹顶端的凹陷处。

第十三章　健身气功·六字诀

第一节　功法源流

六字诀现存文献最早见于南北朝时梁代陶弘景所著《养性延命录》中。陶弘景是道教茅山派代表人物之一，同时也是著名的中医学家。《养性延命录·服气疗病篇》中记载："纳气有一，吐气有六。纳气一者，谓吸也；吐气六者，谓吹、呼、唏、呵、嘘、呬，皆出气也。……委曲治病。吹以去热，呼以去风，唏以去烦，呵以下气，嘘以散寒，呬以解极。"同时指出："心脏病者，体有冷热，吹呼二气出之；肺脏病者，胸膈胀满，嘘气出之；脾脏病者，体上游风习习，身痒痛闷，唏气出之；肝脏病者，眼疼愁忧不乐，呵气出之。"❶ 这些记载即后世"六字诀"或"六字气诀"的起源。

陶弘景之后，历代都有关于六字诀的记述，尤其在六字诀的方法理论及应用上有不少发展与补充。其中较具代表性的有：隋代佛教天台宗高僧智顗在其《童蒙止观》中将六字诀用于佛学坐禅止观法门❷；唐代著名医学家孙思邈在《备急千金要方》中对陶氏六字诀的吐纳法进行了发挥，"大呼结合细呼"❸；唐代道教学者胡愔在其《黄庭内景五脏六腑补泄图》中改变了六字与五脏的配合方式，改肺"嘘"为肺"呬"，改心"呼"为心"呵"，改肝"呵"为肝"嘘"，改脾"唏"为脾"呼"，改肾"呬"为肾"吹"，另增胆"嘻"之法❹。

宋代邹朴庵的《太上玉轴六字气诀》对六字诀理论与方法的论述是历史上最详细的，对呼吸和读音方法作了具体要求："念时耳不得闻声……念毕低头闭

---

❶ 陶弘景. 养性延命录·服气疗病篇［M］// 马济人. 气功·养生丛书. 上海：上海古籍出版社，1990.

❷ 智顗，李安. 童蒙止观校释［M］. 北京：中华书局，1998.

❸ 孙思邈. 备急千金要方［M］. 北京：人民卫生出版社，1992.

❹ 胡愔. 黄庭内景五脏六腑补泻图［M］. 北京：商务印书馆，民国12~15年（1923~1926年）.

口，以鼻徐徐吸天地之清气……吸时耳亦不得闻声。"❶另外，还增加了叩齿、搅海、咽津等预备功。

《遵生八笺校注·延年去病笺》的《四季却病歌》中记载："春嘘明目木扶肝，夏至呵心火自闲，秋呬定收金肺润，肾吹惟要坎中安，三焦嘻却除烦热，四季常呼脾化餐，切忌出声闻口耳，其功尤胜保神丹。"❷这就将六字诀与四季养生结合起来了。

从现有文献来看，明代以前的六字诀不配合肢体动作，只是单纯的吐纳功夫。明代以后，六字诀开始有了肢体动作，将吐纳与导引结合起来。例如，胡文焕的《类修要诀》和高濂的《遵生八笺》等著述中都有《去病延年六字法》总诀的记载："肝若嘘时目睁精（精同睛），肺知呬气手双擎，心呵顶上连叉手，肾吹抱取膝头平，脾病呼时须撮口，三焦客热卧嘻宁。"❸这是最早的六字诀配导引动作的记述。虽然在宋代曾慥的《临江仙·八段锦》❹中，已将六字诀融入其中，作为八段锦的辅助练习，但这只是六字诀的应用，而不是独立的六字诀导引法。

从当代有关功法流派来看，易筋经、峨眉庄、形意拳、八卦掌、大雁功等虽有六字诀的相关应用，但与原始独立的六字诀功法已不完全相同，在武术动功中大多已变为助力练气的声法练习。今人马礼堂在研究养气功时，根据传统的六字诀文献，编创了"养气功六字诀"，用于临床治病，在社会上有广泛影响。

综合文献资料和现存各种六字诀相关功法内容分析，六字诀流传到现在，在功法上已形成了较完整的体系：功法理论保持了唐宋以来按中医五行五脏学说来阐述的主体框架，对呼吸口型及发声方法的认识渐趋统一，肢体的动作导引与意念的导引原则上遵循中医经络循行规律。但是，在功法的规范性上，尚存在一些疑难问题。如，个别字诀（呵、呬）的发音、六字的吐音口型及发声与否、六字与脏腑的对应、六字在练习中的排列顺序等都存在着一些歧义；各种功法的呼吸发音与肢体导引动作之间的关系各有特色，尚缺乏统一的科学论证。

---

❶ 周履靖. 赤凤髓［M］. 上海：上海古籍出版社，1989.

❷ 高濂，赵立勋，等. 遵生八笺校注·延年去病笺［M］. 北京：人民卫生出版社，1994.

❸ 同❷.

❹ 周稔丰. 八段锦大法［M］. 天津：天津大学出版社，1996.

正是在此基础上，"健身气功·六字诀"课题组作了进一步的规范化研究论证，以此来编创便于群众习练的、科学健康的健身气功新功法。

一、关于六字的脏腑归属

《养性延命录·服气疗病篇》中有关六字诀的记载为："凡病之来，不离五脏，事须识根，不识者勿为之耳。心脏病者，体有冷热，吹呼二气出之；肺脏病者，胸膈胀满，嘘气出之；脾脏病者，体上游风习习，身痒痛闷，唏气出之；肝脏病者，眼疼愁忧不乐，呵气出之。"❶ 其六字与脏腑的对应关系为：心——吹、呼，肺——嘘，脾——唏，肝——呵，肾——呬（表13-1），并不同于现代。唐代孙思邈所著《备急千金要方》卷二十七中养性之调气法，也与其完全一致。

隋代高僧智顗在《童蒙止观·治病第九》中记述："心配属呵肾属吹，脾呼肺呬圣皆知，肝藏热来嘘字至，三焦壅处但言嘻。"❷ 其脏腑配属已与明清和现代相同（表13-3）。

唐代道教学者胡愔的《黄庭内景五脏六腑补泄图》❸ 在脏腑归属上，和宋代邹朴庵的《太上玉轴六字气诀》❹ 的对应关系相同：心——呵，肺——呬，肝——嘘，脾——呼，肾——吹，胆——唏（嘻）（表13-2）。后来的文献在六字与脏腑的对应归属上，大体都沿用了这一

表13-1　陶氏与孙氏六字诀脏腑对应及练习顺序

吹呼	嘘	呵	唏	呬
心	肺	肝	脾	肾
火	金	木	土	水

注：其练习顺序正好为五行相克之序。

表13-2　宋代邹朴庵六字诀脏腑对应及练习顺序

呵	呼	呬	嘘	嘻	吹
心	脾	肺	肝	胆	肾
火	土	金	木	木	水

表13-3　明清——现代六字诀的脏腑对应与练习顺序

嘘	呵	呼	呬	吹	嘻
肝	心	脾	肺	肾	三焦
木	火	土	金	水	

注：以马礼堂"养气功六字诀"为例，为五行相生之序。

---

❶ 陶弘景. 养性延命录·服气疗病篇 [M]//马济人. 气功·养生丛书. 上海：上海古籍出版社，1990.
❷ 智顗，李安. 童蒙止观校释 [M]. 北京：中华书局，1998.
❸ 《道藏》，文物出版社、上海书店、天津古籍出版社1988年影印本。
❹ 周履靖. 赤凤髓 [M]. 上海：上海古籍出版社，1989.

论述，只是将胆——嘻改为三焦——嘻。

综合有关文献，根据《河洛精蕴》❶ 五音五行五脏的论述，我们认为六字诀与脏腑的对应关系应为：呵为舌音正对应于心——火，呼为喉音正对应于脾——土，吹为唇音正对应于肾——水，嘘（嘻）为牙音正对应于肝（胆）——木，呬为齿音正对应于肺——金，"嘻"通少阳经脉，既可疏通胆经，又可疏通三焦经脉。中医认为"少阳为枢"，通少阳即可调理全身气机，三焦的作用正是通行全身诸气。因此，在六字的脏腑对应上，"呵——心，呬——肺，嘘——肝，呼——脾，吹——肾，嘻——三焦"是合理而规范的。

二、关于六字的习练顺序

在六字的习练顺序上，历史上有代表性的论述主要有三种：

一是，陶弘景在《养性延命录》中记述："已上十二种调气法，依常以鼻引气，口中吐气，当令气声逐字，吹、呼、嘘、呵、唏、呬，吐之。"❷ 这与孙思邈《备急千金要方》中的顺序是一样的，起于心，依五脏五行相克的顺序排列（表 13-1）。

二是，邹朴庵在《太上玉轴六字气诀》❸ 中，不仅脏腑归属发生变化，其练习的顺序也相应变化，呈现由相克向相生变化的趋势（表 13-2）。只有"呬""嘘"之间还是相克，而且仍起于五行之心火，取先泄心之火毒的意思。

三是，明清以后基本改为按明代冷谦《修龄要旨》中记载的《四季却病歌》顺序："春嘘明目木扶肝，夏至呵心火自闲，秋呬定收金肺润，肾吹惟要坎中安，三焦嘻却除烦热，四季常呼脾化餐。"❹ 这是按照四季循环，五行相生顺序来排列的（表 13-3）。

第一种以"疗病"为目的，因此采取五行相克的顺序习练。以后，六字诀的应用逐渐向养生转变，习练顺序也逐渐向相生顺序发展，最后定型为与四季养生法相应的五行相生顺序。

---

❶ 江慎修，孙国中. 河洛精蕴 [M]. 北京：学苑出版社，1989.

❷ 陶弘景. 养性延命录·服气疗病篇 [M]// 马济人. 气功·养生丛书. 上海：上海古籍出版社，1990.

❸ 周履靖. 赤凤髓 [M]. 上海：上海古籍出版社，1989.

❹ 高濂，赵立勋，等. 遵生八笺校注 [M]. 北京：人民卫生出版社，1994.

因此，在习练六字诀中，若以治病为主要目的，应以五行相克的顺序习练：呵——呬——嘘——呼——吹——嘻。若以养生为主要目的长期习练，则应按五行相生的顺序：嘘——呵——呼——呬——吹——嘻。"健身气功·六字诀"用后者。

三、关于六字的读音与口型

（一）关于六字的读音

明清以前，由于没有统一的汉字注音方法，读音主要靠已知之字音互切而说明。这样，就造成了人们对六字诀发音的歧义，出现了"同字不同音、同音不同字"的现象。

从现有文献来看，以"养气功六字诀""峨眉派""六字真言"的说法基本概括了六字诀的读音和口型的差异（表13-4）。

表 13-4　不同六字诀的音韵和口型（汉语拼音）

	六字	嘘	呵	呼	呬	吹	嘻（嘻）
养气功六字诀	拼音	xū	kē	hū	xià	chuī	xī
	口型	两唇微合，嘴角横绷，略向后用力	口半张，舌平放于口内，舌尖轻顶下齿，下颏放松	撮口如管状，舌放在中央，两侧向上微卷	开口张腭，舌尖轻抵下腭	撮口，两嘴角向后咧，舌尖微向上翘	两唇微启，有嘻笑自得之貌、怡然自得之心
	峨眉派	xū	hā（哈）	无	sī（嘶）	hāi（嗨）	xī
六字真言	拼音	xū	hē	hū	xì	chuī	xī
	口型着力点	自觉上下牙（即门齿）用力，两唇微启	力源于舌根，口自然张开	力在喉，口撮突出如管状	力源于齿（即两侧上下槽牙），两唇微启，嘴角向后拉	吹音之力在唇的中央部，两唇中央微启	力来自口腔上腭，兼有喉的力量，两唇微张，门牙似扣

其中，"呵"字，"养气功六字诀"读"kē"，"峨眉派"读"hā（哈）"，"六字真言"读"hē"；"呬"字，"养气功六字诀"读"xià"，"峨眉派"读"sī（嘶）"，而"六字真言"读"xì"，差异最大。

为此，课题组专门请教了我国有关音韵学专家。在了解六字读音的历史演变概况后，他们都认为，"呵"字，应都读"hē"。而对"呬"字，认识并不统一，有的专家认为，清代和现代都应读"sī"，或四声降调"四sì"，或一声平调"嘶sī"；有的专家则认为应读"xì（戏）"，四声降调。

为慎重起见，课题组又进一步查阅了清代江慎修所著《河洛精蕴》的有关论述。在其卷七中"图书为声音之源说"记载："人之言出于喉，掉于舌，触击于牙、齿、唇，以应五行。喉音为土，舌音为火，牙音为木，齿音为金，唇音为水。"❶ 其对发声部位解释与我国戏曲界专家所说相同。经深入分析研究发现，呼（hū）字正好为喉音，五行属土，对应脾；呵（hē）字正好为舌音，五行属火，对应心；嘘、嘻为牙音，五行属木，对应肝、胆；吹（chuī）字正好为唇音，五行属水，对应肾。呬字读sī则正好为齿音，五行属金，对应肺。这些，恰恰形成了五行五音五脏的对应关系，符合传统中医理论。

由此，在"呬"字上，课题组确定了sī的发音。至于声调，是根据六字诀调息法要求匀细柔长的规律确定为平声sī，与其他五字统一。六字都为清音平声。

（二）关于六字的口型

在六字读音确定后，由于受地方口音的影响，仍会造成六字诀读音发声的差异。用现代普通话来规范和统一，不失为一种较好的方法。但用特定的口型与气息要求来规范六字诀的吐气发声，更能体现六字诀的内在本质。因为不同的口型会产生不同的内外气息，进而影响体内脏腑运动和经络运行状况。

"养气功六字诀"和"六字真言"都曾强调口型准确的重要性。"养气功六字诀"中讲："脏腑的内部运动和经络的运行受人体内外不同作用力的影响，而呼气时用不同的口型可以使唇、舌、齿、喉产生不同的形状和位置，从而造成胸

---

❶ 江慎修，孙国中. 河洛精蕴［M］. 学苑出版社，1989.

腔、腹腔不同的内在压力，影响不同的脏腑的气血运行，从而取得治病健身的效果。"❶ "六字真言"中要求，吐字时要体会"着力点"："口腔内不同部位的力发出不同的声音，这个部位就是着力点。着力点的规定不是要求练功者用力发音，而是要求练功者在练习中逐渐悟出这个点，自觉感受这个点，自然随和这个点，以保证发音的准确性和内脏和协共振。"❷ （其对口型与着力点的具体描述参考表 13-4）

课题组用以上唇齿舌喉牙、五行五音的系统原则对六字的口型与气息要点进行了规范化探索（结果详见表 13-5）。

表 13-5　六字诀的读音与口型研究结果

六字	嘘	呵	呼	呬	吹	嘻（唏）
汉语拼音	xū	hē	hū	sī	chuī	xī
口型	嘴角紧缩后引，槽牙（即磨牙）上下平对，中留缝隙，槽牙与舌边留有空隙	舌体微上拱，舌边轻贴上槽牙	舌体下沉，口唇撮圆，正对咽喉	上下门牙对齐、放松，中留狭缝，舌顶下齿后	舌体和嘴角后引，槽牙相对，两唇向两侧拉开收紧，在前面形成狭隙	嘴角放松后引，槽牙上下平对轻轻咬合，整个口腔气息压扁
气息要点	从槽牙间、舌两边的空隙中经过，缓缓而出	从舌上与上腭之间缓缓而出	从喉出后，经口腔中部与撮圆的口唇缓缓而出	从齿间扁平送出	从喉出，经舌两边绕舌下，经唇间狭隙缓缓而出	从槽牙边的空隙中经过缓缓而出
五音	牙	舌	喉	齿	唇	牙
五行	木	火	土	金	水	木
脏腑	肝	心	脾	肺	肾	三焦（胆）

---

❶ 马礼堂. 正宗马礼堂养气功 [M]. 北京：人民体育出版社，1995.
❷ 范欣. 六字真言 [M]. 吉林：吉林科技出版社，1989.

四、关于六字诀的吐纳法

历史文献认为，六字诀的吐纳法为鼻吸口呼，匀细柔长。但在吐气时是否出声的问题上，认识各不相同。陶弘景《养性延命录》中"气声逐字"❶是出声的，孙思邈也基本沿用其法，而唐代胡愔以后的大多数文献改为呼吸皆应令"耳不得闻其声"。论述最详者为宋代邹朴庵《寿亲养老新书》中的"太上玉轴六字气诀"❷。"养气功六字诀"主要应用的是发声法。认为，临床应用时发声比不发声收效快；只有发声才能区分宫、商、角、徵、羽，才能配合五脏，更好地治病，并称其为"风呼吸"。但同时也要求："初学者，一定要出声，便于气机通畅和掌握口型；等口型正确、腹式呼吸练熟了，自然呼吸深长……真气调动起来，水到渠成，就不期然而然地不出声了。"❸

课题组认为，陶弘景与孙思邈的吐气出声法主要应用于治疗疾病，而后世"吐气无声"则是治病与养生相结合并向养生应用转变。古人常称六字诀为"六字气""六气诀"或"六字气诀"。这说明，气息为六字吐气时的关键，而不是声音。发声是气息由慢变急、由清变浊的表现，中医认为它偏重于泻法的作用。

另外，是否出声还与是否配合动作及导引动作的特性有关。动作有力、转折停顿明显的，自然应以出声为好，像武术家对六字诀等声法的运用；而静功或动作舒缓、圆转自然者，则应以不出声为好。具体运用上应区别对待，辨证施功。

对于"健身气功·六字诀"，根据习练对象的不同，要求并不一样。总的要求是，"吐气不出声"。具体来说，对于初学者，可以吐气出声，主要是为便于口型校正，防止憋气；功法熟练后，则应逐渐转为吐气轻声，乃至匀细柔长的无声状态。

试验中，课题组专门观察了"呼"字不同状态对练功人群平均肌力的影响，以探索对以上问题的科学验证方法。结果显示：单纯读字出声与不出声比较虽然差异无显著性（P＞0.05），但握力平均值出声组高于不出声组。这可能与测试对

❶ 陶弘景. 养性延命录·服气疗病篇［M］//马济人. 气功·养生丛书. 上海：上海古籍出版社，1990.

❷ 周履靖. 赤凤髓［M］. 上海：上海古籍出版社，1989.

❸ 马礼堂. 正宗马礼堂养气功［M］. 北京：人民体育出版社，1995.

象大都是六字诀初学者和评价方法（肌力）与发声的用力状态更接近有关（因为发声用力可调动肌肉的工作能力）。对此，尚须进一步研究探讨。

五、关于六字诀中导引动作的配合

明代以前六字诀没有动作配合的记载，基本是单纯的吐纳方法。明代以后，才开始有关于动作配合的资料。如高濂的《遵生八笺》、胡文焕的《类修要诀》中的"去病延年六字法"，注明以口吐鼻取时，动作相配合："肝若嘘时目睁精（睛），肺知呬气手双擎，心呵顶上连叉手，肾吹抱取膝头平，脾病呼时须撮口，三焦客热卧嘻宁。"❶ 其中"嘘字诀"是眼睛的动作，"呼字诀"是口型，其他几种也是单纯的定式动作描述。另外，在宋、元、明、清等不同时期各种健身术中，也有配用六字诀作为其辅助练习的记载，如八段锦、易筋经、峨眉庄、形意拳、八卦掌、大雁功等，但都未形成独立的六字诀导引功法，而是各种特色的六字诀应用，与原始的静功六字诀已不完全一样，在武术动功中大多已变成了助力练气的声法练习。

经过对文献及各种实践经验的研究分析，课题组确定了"健身气功·六字诀"动作设计原则：（一）应符合六字诀吐纳法对人体气机的调整规律和节律，简捷明了，切实做好吐纳的辅助，而不应是导引与吐纳的简单相加。（二）新功法以健身为主，动作配合上也应与临床治疗相区别，做到舒缓圆活，连绵不断，养练结合。（三）每个字诀的动作特点都要符合它所对应脏腑的气化特点，如肝之升发、肾之闭藏等。在这些原则的指导下，课题组博采众长，在继承的基础上创新，编创了"健身气功·六字诀"的辅助导引动作（详见第四节"健身气功·六字诀"动作说明）。

同时，通过"呼"字不同状态对练功人群的平均肌力影响的实验，探讨导引动作与吐纳之间的关系。从实验结果来看，虽然目前有动作组与无动作组之间比较差异无显著意义，但有动作组的肌力平均值大于无动作组。这些表明，呼吸与动作相结合，效果较为理想，二者有相辅相成的作用。

---

❶ 高濂，赵立勋，等. 遵生八笺校注［M］. 北京：人民卫生出版社，1994.

六、关于六字诀中的呼吸法

传统六字诀文献中对呼吸法的介绍主要集中在"鼻吸口吐"、吐气有声或无声上，对呼吸方法则没有具体论述。而根据气功养生的基本原则和六字诀要求深长细柔的呼吸要领来分析，应为"腹式呼吸"。

在"健身气功·六字诀"中，主要运用逆腹式呼吸方法，配合圆缓的以肚脐为中心的升降开合动作。动作开合与内气的呼吸开合相应，能进一步调动人体内气的平衡，使"健身气功·六字诀"更具有养生健身的特色。

第二节 功法特点

一、读音口型，系统规范

本功法在呼吸吐纳的同时，通过特定的读音口型来调整与控制体内气息的升降出入，形成分别与人体肝、心、脾、肺、肾、三焦相对应的"嘘、呵、呼、呬、吹、嘻"六种特定的吐气发声方法，进而达到调整脏腑气机平衡的作用，在众多气功功法中独具特色。在六字的读音和口型方面，"健身气功·六字诀"作了新的规范和探索，具有系统性，各字诀之间既是一个完整的整体，又各具独立性，相辅相成。

二、吐纳导引，内外兼修

本功法在注重呼吸吐纳、吐气发声的同时，配合了科学合理的动作导引，内调脏腑，外练筋骨，共同达到内壮脏腑、外健筋骨的养生康复作用。正如东晋著名养生家葛洪所说："明吐纳之道者，则为行气，足以延寿矣；知屈伸之法者，则为导引，可以难老矣。"❶

---

❶ 葛洪. 抱朴子［M］. 上海：上海书店，1986.

三、舒缓圆活，动静结合

本功法动作舒展大方，缓慢柔和，圆转如意，如行云流水，婉转连绵，似人在气中、气在人中，表现出独特的宁静与阴柔之美，具有浓郁的气功特色。同时，要求吐气发声匀细柔长，动作导引舒缓圆活，加上开始和结束时的静立养气，动中有静、静中有动，动静结合，练养相兼，既炼气，又养气。

四、简单易学，安全有效

本功法在"嘘、呵、呼、呬、吹、嘻"六字发声吐气基础上，每个字诀都配以典型而简单的导引动作，加上启动气机的起势和导气归元的收势，连预备势在内共9个动作，简单易学，易记易练。同时，强调"以形导气"，"意随气行"。整套功法中既没有复杂的意念观想，也没有高难度、大幅度、超负荷的动作，不易出偏。从试验情况看，新功法安全可靠，适合老年群众和体弱多病者习练。

第三节　习练要领

"健身气功·六字诀"是以呼吸吐纳为主要手段，并配以简单导引动作的气功健身方法。在习练中，应掌握以下要领：

一、校准口型，体会气息

吐气发声是六字诀独特的练功方法，因此，应特别注意口型的变化和气息的流动。气息通过喉、舌、齿、牙、唇时的流动线路与口型的变化密切相关。六种口型产生特定的六种气息运动方式，进而对内气与相应的脏腑功能产生影响。因此，习练者必须注意口型的要求，校准口型。口型正确与否体现在两个方面：一是出声时体会字音是否准确，二是体会每个字的正确口腔气流流动方式。

此外，习练时还要掌握好"先出声，后无声"的原则。习练者在初学时可采用吐气出声的方法，以便于校正口型与读音，防止憋气；在练习熟练以后，可逐渐过渡为吐气轻声，渐至匀细柔长最后吐气无声的状态。

二、寓意于气（呼吸），寓意于形

本功法强调意念与舒缓圆活的动作、匀细柔长的吐气发声相结合，寓意于气（呼吸），寓意于形，不过分强调意念活动。习练时要注意协调自然，勿忘勿助。倘若用意过重，则易导致动作僵硬、呼吸急促，反而达不到松静自然的要求。同时，在形体上也要放松自然，不要过多注意肢体运动的规格，形松神静才能使呼吸渐缓、脉搏频率降低，使气机的升降开合调整到最佳状态。如果心意过重，导致肢体动作僵硬，必然破坏机体的内部平衡，也就达不到调整气机的作用。在本功法中"吐纳为主，导引为辅"的要求，就是讲两者间的有机结合，而不是简单的"吐纳加导引"。

三、注意呼吸，微微用意

呼吸的方法最常用的有自然呼吸或腹式呼吸，腹式呼吸又分为顺腹式呼吸与逆腹式呼吸两种。"健身气功·六字诀"中的呼吸方法主要是逆腹式呼吸。其方法与要领是：鼻吸气时，胸腔慢慢扩张，而腹部随之微微内收；口呼气时则与此相反。这种呼吸方法使横膈膜升降幅度增大，对人体脏腑产生类似按摩的作用，有利于促进全身气血的运行，并且功效非常明显。但初学者应切记，呼吸时一定要注意微微用意，做到吐唯细细，纳唯绵绵，有意无意，绵绵若存，不能用力，绝不可故意用力使腹部鼓胀或收缩。

四、动作松柔舒缓，协调配合

本功法是以呼吸吐纳为主，同时又辅以动作导引的功法。动作导引有活动关节、强筋健骨的作用。习练时要注意与呼吸吐纳、吐气发声的协调配合，动作要做到松、柔、舒、缓，以不破坏呼吸吐纳和吐气发声的匀细柔长为基本规律。

五、循序渐进，持之以恒

练功时宜选择空气清新、环境幽静的地方，最好穿运动服或比较宽松的服装，以利于动作的完成与身体气血的流通。同时，要始终保持全身放松、心情舒畅、思想安静，以专心练功。

练功时应注意循序渐进，不可急于求成，尤其是年老体弱者对于动作幅度的大小、运动量的大小、呼吸的长短、练功次数的多少都要注意因人而异，量力而行。练功结束，可以做一些简单的保健功法，如搓手、擦面、全身拍打及散步等，以便从练功状态充分恢复到正常状态来。

练功中要树立信心与恒心，相信气功具有强身健体、养生康复的作用，做到持之以恒，坚持不懈。

第四节　动作说明

预备势

两脚平行站立，约与肩同宽，两膝微屈；头正颈直，下颏微收，竖脊含胸；两臂自然下垂，周身中正；唇齿合拢，舌尖放平，轻贴上腭；目视前下方（图 13-1）。

动作要点

1. 鼻吸鼻呼，自然呼吸。
2. 面带微笑，思想安静，全身放松。

易犯错误

1. 两膝过直或过曲，使髋、膝关节紧张。
2. 挺胸抬头，目视远方。

纠正方法

1. 两膝要似屈非屈，关节放松。

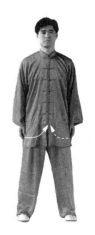

图 13-1

2. 内收下颏，目视前下方，竖直脊柱，两肩微内含。

功理与作用

1. 可使习练者身体放松，心平气和，渐入练功状态，并且具有沟通任、督二脉❶，利于全身气血运行的作用。

2. 可起到集中注意力，养气安神，消除疲劳及内心焦虑的作用。

起 势

动作一：接上式。屈肘，两掌十指相对，掌心向上，缓缓上托至胸前，约与两乳同高；目视前方（图13-2、图13-3）。

动作二：两掌内翻，掌心向下，缓缓下按，至肚脐前；目视前下方（图13-4、图13-5）。

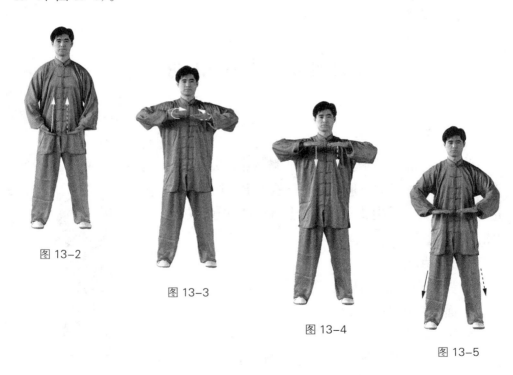

图 13-2

图 13-3

图 13-4

图 13-5

---

❶ 督脉：奇经八脉之一。起始于会阴部，经尾闾骨端，沿脊柱上行，至枕部下方进入脑内，上达头顶，下沿前额、鼻柱至上齿。

任脉：奇经八脉之一。起始于中极之下的会阴部分，上至毛际而入腹内，沿前正中线到达咽喉，上行颏下，循面部而进入目内。

动作三：微屈膝下蹲，身体后坐；同时，两掌内旋外翻，缓缓向前拨出，至两臂成圆（图13-6）。

动作四：两掌外旋内翻，掌心向内（图13-7、图13-7侧）。侧身，两掌缓缓收拢至肚脐前，虎口交叉相握轻覆肚脐；静养片刻，自然呼吸；目视前下方（图13-8、图13-8-1）。

动作要点

1. 鼻吸鼻呼。

2. 两掌上托时吸气，下按、向前拨出时呼气，收拢时吸气。

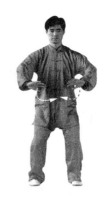

图13-6

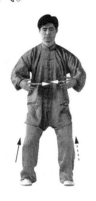

图13-7

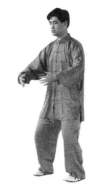

图13-7 侧

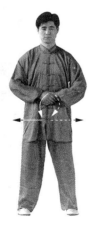

图13-8

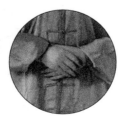

图13-8-1

易犯错误

1. 两掌上托时，两肘向后、挺胸。

2. 两掌向前拨出时，挺胸凸腹。

3. 两掌轻覆肚脐静养时两肘后夹，紧抱肚脐。

纠正方法

1. 掌上托时，两肘向前，张肩含胸。

2. 两掌向前拨出时，身体后坐，掌向前撑。

3. 两肘略外展，虚腋。

功理与作用

1. 通过两掌托、按、拨、拢及下肢的节律性屈伸，同时配合呼吸，外导内行，可以协调人体"内气"的升、降、开、合，并且有促进全身气血畅旺的作用，同时也为以下各式的习练做好准备。

2. 腰膝关节柔和的节律运动，有利于改善和增强中老年人的腰膝关节功能。

第一式　嘘（xū）字诀

动作一：接上式。两手松开，掌心向上，小指轻贴腰际，向后收到腰间；目视前下方（图 13-9）。两脚不动，身体左转 90°（图 13-10、图 13-10 侧）；同时，右掌由腰间缓缓向左侧穿出，约与肩同高，并配合口吐"嘘"字音；两目渐渐圆睁，目视右掌伸出方向（图 13-11、图 13-11 侧）。

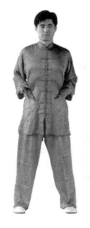
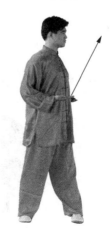
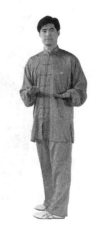

图 13-9　　　　　　　图 13-10　　　　　　　图 13-10 侧

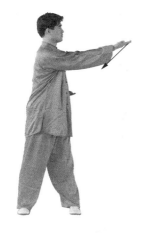

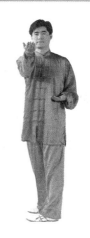

图 13-11

图 13-11 侧

动作二：右掌沿原路收回腰间；同时身体转回正前方；目视前下方（图 13-12）。

动作三：身体右转 90°（图 13-13）；同时，左掌由腰间缓缓向右侧穿出，约与肩同高，并口吐"嘘"字音；两目渐渐圆睁，目视左掌伸出方向（图 13-14）。

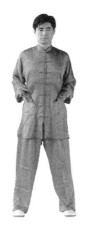

图 13-12

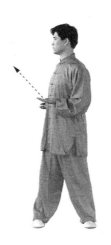

图 13-13

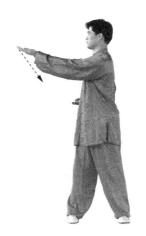

图 13-14

动作四：左掌沿原路收回腰间，同时，身体转回正前方；目视前下方（图13-15）。

如此左右穿掌各3遍。本式共吐"嘘"字音6次。

动作要点

1. "嘘"字吐气法："嘘"字音 xū，属牙音。发音吐气时，嘴角后引，槽牙上下平对，中留缝隙，槽牙与舌边亦有空隙。发声吐气时，气从槽牙间、舌两边的空隙中呼出体外（图13-16）。

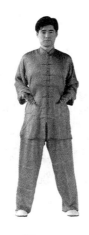

图 13-15

嘘字诀口型示意图

图 13-16

2. 穿掌时口吐"嘘"字音，收掌时鼻吸气，动作与呼吸应协调一致。

易犯错误

1. 穿掌、吐气不协调。

2. 穿掌向斜前方。

3. 转体时，身体重心前倾或后坐。

纠正方法

1. 穿掌与吐气要同始同终，势成气尽。

2. 穿掌时手指应指向左（或右）侧。

3. 两脚不动，身体中线保持垂直做水平旋转。

功理与作用

1. 中医认为，"嘘"字诀与肝相应。口吐"嘘"字具有泄出肝之浊气、调理肝脏功能的作用。同时，配合两目圆睁，还可起到疏肝明目的功效。

2. 掌心向上从腰间向对侧穿出，一左一右，交替练习，外导内行，使肝气升发，气血调和。

3. 身体的左右旋转，使腰部及腹内的组织器官得到锻炼，不仅能提高中老年人的腰膝及消化功能，而且还能使人体的带脉❶得到疏通与调节，全身气机得以顺利升降。

第二式 呵（hē）字诀

动作一：接上式（图13–15）。吸气，同时，两掌小指轻贴腰际微上提，指尖朝向斜下方；目视前下方（图13–17）。屈膝下蹲，同时，两掌缓缓向前下约45°方向插出，两臂微屈；目视两掌（图13–18、图13–18侧）。

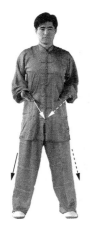

图 13–17

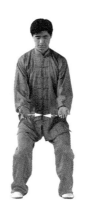

图 13–18

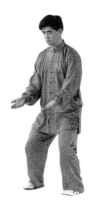

图 13–18 侧

---

❶ 带脉：人体奇经八脉之一。它环腰一周，如腰束带，是全身二十部经脉中唯一一条横行的经脉，在人体中具有约束其他经脉的作用。

动作二： 微微屈肘收臂，两掌小指一侧相靠，掌心向上，成"捧掌"，约与肚脐相平；目视两掌心（图 13-19、图 13-19 侧）。

动作三： 两膝缓缓伸直；同时屈肘，两掌捧至胸前，掌心向内，两中指约与下颏同高；目视前下方（图 13-20、图 13-20 侧）。

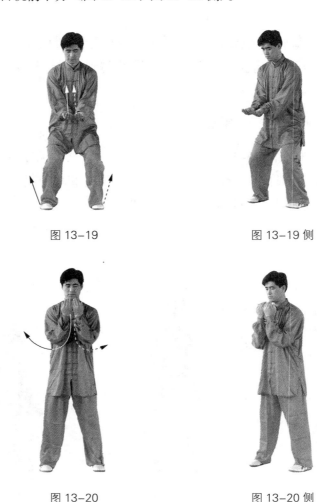

图 13-19   图 13-19 侧

图 13-20   图 13-20 侧

动作四： 两肘外展，约与肩同高；同时，两掌内翻，掌指朝下，掌背相靠（图 13-21、图 13-21 侧）。然后，两掌缓缓下插；目视前下方（图 13-22、图 13-22 侧）。从插掌开始，口吐"呵"字音。

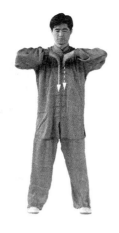

图 13-21

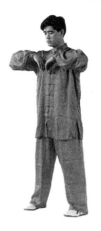

图 13-21 侧

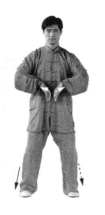

图 13-22

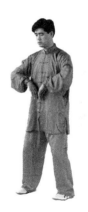

图 13-22 侧

动作五: 两掌下插至肚脐前时,微屈膝下蹲;同时,两掌内旋外翻,掌心向外,缓缓向前拨出,至两臂成圆;目视前下方(图 13-23)。

动作六: 两掌外旋内翻,掌心向上,于腹前成"捧掌";目视两掌心(图 13-24—图 13-26)。

动作七: 两膝缓缓伸直;同时屈肘,两掌捧至胸前,掌心向内,两中指约与下颏同高;目视前下方(图 13-27、图 13-27 侧)。

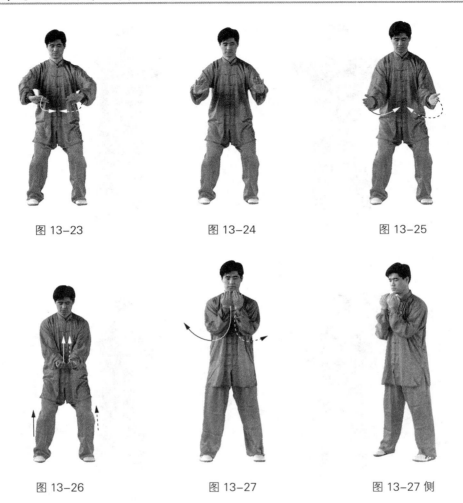

图 13-23 图 13-24 图 13-25

图 13-26 图 13-27 图 13-27 侧

动作八：两肘外展，约与肩同高；同时，两掌内翻，掌指朝下，掌背相靠（图 13-28、图 13-28 侧）；然后两掌缓缓下插，目视前下方（图 13-29、图 13-29 侧）。从插掌开始，口吐"呵"字音。

重复五至八动 4 遍。本式共吐"呵"字音 6 次。

动作要点

1. "呵"字吐气法："呵"字音 hē，为舌音，发声吐气时，舌体上拱，舌边轻贴上槽牙，气从舌与上腭之间缓缓呼出体外（图 13-30）。

2. 两掌捧起时鼻吸气；插掌、外拨时呼气，口吐"呵"字音。

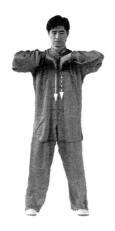

图 13-28

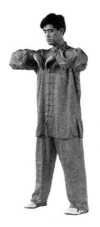

图 13-28 侧

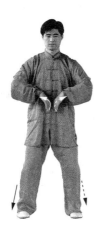

图 13-29

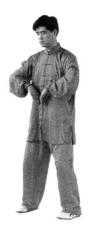

图 13-29 侧

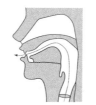

呵字诀口型示意图

图 13-30

易犯错误

两掌捧起、屈肘时，挺胸抬头。

纠正方法

屈肘时，低头含胸。

功理与作用

1. 中医认为，"呵"字诀与心相应。口吐"呵"字具有泄出心之浊气、调理心脏功能的作用。

2. 通过捧掌上升、翻掌下插，外导内行，使肾水上升，以制心火；心火下降，以温肾水，达到心肾相交、水火既济，调理心肾功能的作用。

3. 两掌的捧、翻、插、拨，肩、肘、腕、指各个关节柔和连续地屈伸旋转运动，锻炼了上肢关节的柔韧性、功能的协调性，有利于防治中老年人的上肢骨关节退化等病症。

第三式　呼（hū）字诀

动作一： 当上式最后一动两掌向前拨出后（图13-31），外旋内翻，转掌心向内对肚脐，指尖斜相对，五指自然张开，两掌心间距与掌心至肚脐距离相等；目视前下方（图13-32）。

动作二： 两膝缓缓伸直；同时，两掌缓缓向肚脐方向合拢，至肚脐前约10厘米（图13-33）。

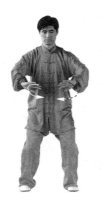
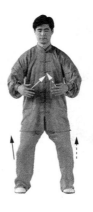
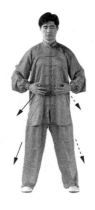

图13-31　　　　　图13-32　　　　　图13-33

动作三：微屈膝下蹲；同时，两掌向外展开至两掌心间距与掌心至肚脐距离相等，两臂成圆形，并口吐"呼"字音；目视前下方（图13-34、图13-34侧）。

动作四：两膝缓缓伸直；同时，两掌缓缓向肚脐方向合拢（图13-35）。

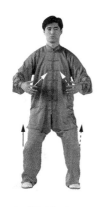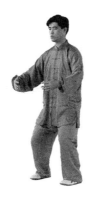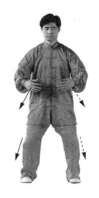

图13-34　　　　　　　图13-34侧　　　　　　　图13-35

重复三至四动5遍。本式共吐"呼"字音6次。

动作要点

1. "呼"字吐气法："呼"音hū，为喉首，发声吐气时，舌两侧上卷，口唇撮圆，气从喉出后，在口腔中形成一股中间气流，经撮圆的口唇呼出体外（图13-36）。

2. 两掌向肚脐方向收拢时吸气，两掌向外展开时口吐"呼"字音。

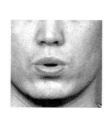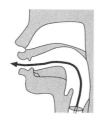

呼字诀口型示意图

图13-36

易犯错误

两掌外开时挺腰凸腹。

纠正方法

两掌外开时，身体后坐，臂掌外撑，手腰运动方向相反。

功理与作用

1. 中医认为，"呼"字诀与脾脏相应。口吐"呼"字具有泄出脾胃之浊气、调理脾胃功能的作用。

2. 通过两掌与肚脐之间的开合，外导内行，使整个腹腔形成较大幅度的舒缩运动，具有促进肠胃蠕动、健脾和胃、消食导滞的作用。

第四式　呬（sī）字诀

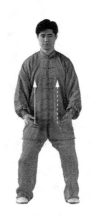

动作一：接上式（如图 13-34）。两掌自然下落，掌心向上，十指相对；目视前下方（图 13-37）。

动作二：两膝缓缓伸直；同时，两掌缓缓向上托至胸前，约与两乳同高；目视前下方（图 13-38）。

动作三：两肘下落，夹肋，两手顺势立掌于肩前，掌心相对，指尖向上（图 13-39、图 13-39 侧）。两肩胛骨向脊柱靠拢，展肩扩胸，藏头缩项；目视斜前上方（图 13-40、图 13-40 侧、图 13-40 背）。

图 13-37

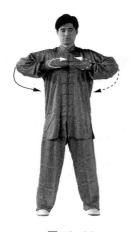

图 13-38

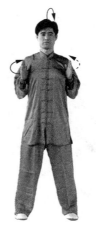

图 13-39

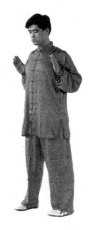

图 13-39 侧

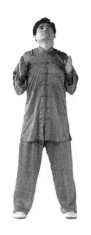

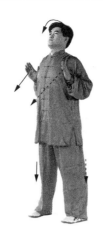

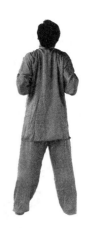

图 13-40　　　　　　　　图 13-40 侧　　　　　　　　图 13-40 背

动作四：微屈膝下蹲；同时，松肩伸项，两掌缓缓向前平推逐渐转成掌心向前亮掌，同时口吐"呬"字音；目视前方（图 13-41、图 13-42）。

动作五：两掌外旋腕，转至掌心向内，指尖相对，约与肩宽（图 13-43、图 13-44）。

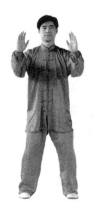

图 13-41

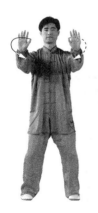

图 13-42

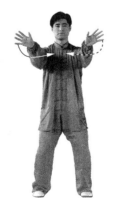

图 13-43

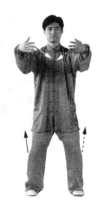

图 13-44

271

动作六：两膝缓缓伸直；同时屈肘，两掌缓缓收拢至胸前约 10 厘米，指尖相对；目视前下方（图 13-45）。

动作七：两肘下落，夹肋，两手顺势立掌于肩前，掌心相对，指尖向上（图13-46、图 13-46 侧）。两肩胛骨向脊柱靠拢，展肩扩胸，藏头缩项；目视斜前上方（图 13-47、图 13-47 侧、图 13-47 背）。

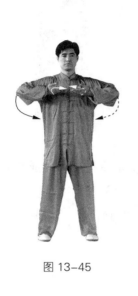

图 13-45

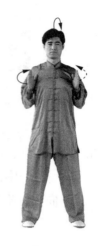

图 13-46

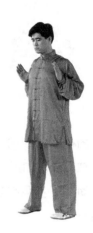

图 13-46 侧

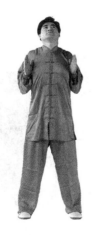

图 13-47

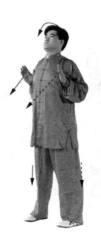

图 13-47 侧

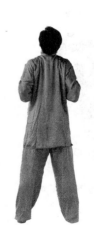

图 13-47 背

动作八： 微屈膝下蹲；同时，松肩伸项，两掌缓缓向前平推逐渐转成掌心向前，并口吐"呬"字音；目视前方（图13-48、图13-49）。

重复五至八动4遍。本式共吐"呬"字音6次。

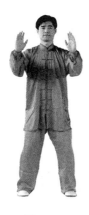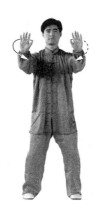

图13-48　　　　　　　　　　图13-49

动作要点

1."呬"字吐气法："呬"字音 sī，为齿音。发声吐气时，上下门牙对齐，留有狭缝，舌尖轻抵下齿，气从齿间呼出体外（图13-50）。

2.推掌时，呼气，口吐"呬"字音；两掌外旋腕，指尖相对，缓缓收拢时鼻吸气。

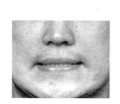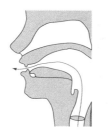

呬字诀口型示意图

图13-50

易犯错误

1. 立掌、展肩扩胸、藏头缩项同时完成。

2. 藏头缩项时头后仰。

纠正方法

1. 先立掌肩前，后展肩扩胸，再藏头缩项。以上动作要依次完成。

2. 藏头缩项时，下颏略内收。

功理与作用

1. 中医认为，"呬"字诀与肺相应。口吐"呬"字具有泄出肺之浊气、调理肺脏功能的作用。

2. 通过展肩扩胸、藏头缩项的锻炼，使吸入的大自然之清气布满胸腔，同时小腹内收，使丹田之气也上升到胸中。先天、后天二气在胸中会合，具有锻炼肺的呼吸功能，促进气血在肺内的充分融和与气体交换的作用。

3. 立掌展肩与松肩推掌，可以刺激颈项、肩背部周围的穴位，并能有效地解除颈、肩、背部的肌肉和关节疲劳，防治颈椎病、肩周炎和背部肌肉劳损等病症。

第五式　吹（chuī）字诀

动作一：接上式（如图 13-49）。两掌前推，随后松腕伸掌，指尖向前，掌心向下（图 13-51）。

动作二：两臂向左右分开成侧平举，掌心斜向后，指尖向外（图 13-52）。

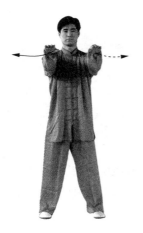

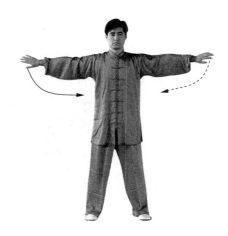

图 13-51　　　　　　　　　　　　　　图 13-52

动作三：两臂内旋，两掌向后划弧至腰部，掌心轻贴腰眼，指尖斜向下；目视前下方（图 13-53—图 13-54 背）。

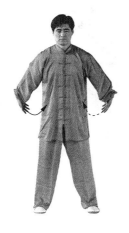

图 13-53

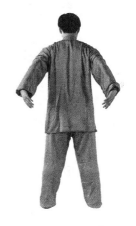

图 13-53 背

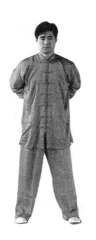

图 13-54

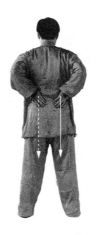

图 13-54 背

动作四：微屈膝下蹲；同时，两掌向下沿腰骶、两大腿外侧下滑，后屈肘提臂环抱于腹前，掌心向内，指尖相对，约与脐平；目视前下方（图 13-55—图 13-57）。两掌从腰部下滑时，口吐"吹"字音。

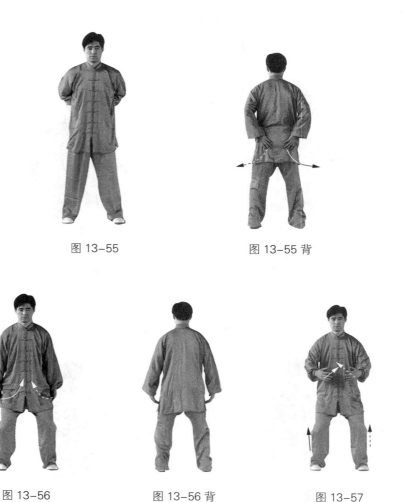

图 13-55   图 13-55 背

图 13-56   图 13-56 背   图 13-57

动作五：两膝缓缓伸直；同时，两掌缓缓收回，轻抚腹部，指尖斜向下，虎口相对；目视前下方（图 13-58）。

动作六：两掌沿带脉向后摩运（图 13-59）。

动作七：两掌至后腰部，掌心轻贴腰眼，指尖斜向下；目视前下方（图 13-60、图 13-60 背）。

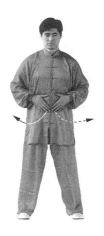

图 13-58

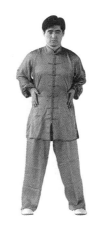

图 13-59

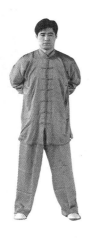

图 13-60

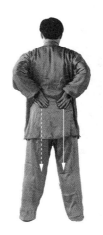

图 13-60 背

动作八：微屈微下蹲；同时，两掌向下沿腰骶、两大腿外侧下滑，后屈肘提臂环抱于腹前，掌心向内，指尖相对，约与脐平；目视前下方（图 13-61—图 13-63）。

重复五至八动 4 遍。本式共吐"吹"字音 6 次。

动作要点

1. "吹"字吐气法："吹"字音 chuī，为唇音。发声吐气时，舌体、嘴角

277

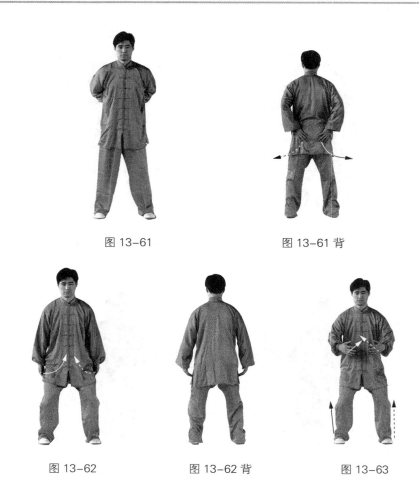

图 13-61　　　　　　　　　　　图 13-61 背

图 13-62　　　　　图 13-62 背　　　　　图 13-63

后引，槽牙相对，两唇向两侧拉开收紧，气从喉出后，从舌两边绕舌下，经唇间缓缓呼出体外（图 13-64）。

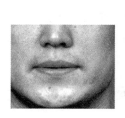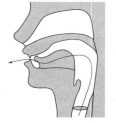

吹字诀口型示意图

图 13-64

2. 两掌从腰部下滑、环抱于腹前时呼气，口吐"吹"字音；两掌向后收回、横摩至腰时以鼻吸气。

易犯错误

屈膝下蹲，两掌沿腰骶、双腿外侧下滑时，动作僵硬不自然。

纠正方法

自然松垂，体会滑落感。

功理与作用

1. 中医认为，"吹"字诀与肾相应。口吐"吹"字具有泄出肾之浊气、调理肾脏功能的作用。

2. "腰为肾之府"。肾位于腰部脊柱两侧，腰部功能的强弱与肾气的盛衰息息相关。本式动作通过两手对腰腹部的摩按，具有壮腰健肾、增强腰肾功能和预防衰老的作用。

第六式　嘻（xī）字诀

动作一：接上式（如图 13-63）。两掌环抱，自然下落于体前；目视前下方（图 13-65）。两掌内旋外翻，掌背相对，掌心向外，指尖向下；目视两掌（图 13-66）。

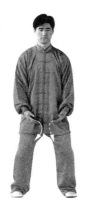

图 13-65

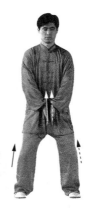

图 13-66

　　动作二：两膝缓缓伸直；同时，提肘带手，经体前上提至胸（图 13-67）。随后，两手继续上提至面前，分掌、外开、上举，两臂成弧形，掌心斜向上；目视前上方（图 13-68）。

　　动作三：屈肘，两手经面部前回收至胸前，约与肩同高，指尖相对，掌心向下；目视前下方（图 13-69）。然后，微屈膝下蹲；同时，两掌缓缓下按至肚脐前（图 13-70）。

　　动作四：两掌继续向下、向左右外分至左右髋旁约 15 厘米处，掌心向外，指尖向下；目视前下方（图 13-71）。从上动两掌下按开始配合口吐"嘻"字音。

　　动作五：两掌掌背相对合于小腹前，掌心向外，指尖向下；目视两掌（图 13-72）。

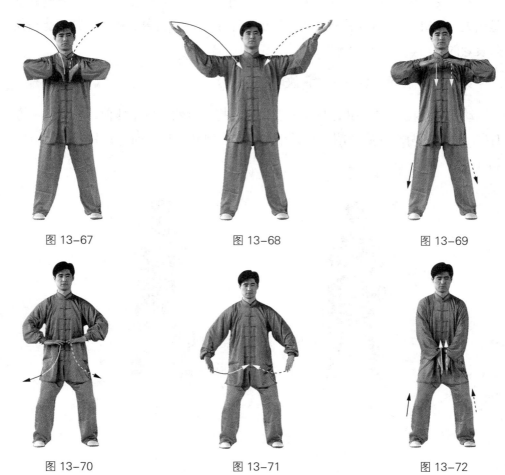

图 13-67　　　　　　　　　图 13-68　　　　　　　　　图 13-69

图 13-70　　　　　　　　　图 13-71　　　　　　　　　图 13-72

动作六：两膝缓缓伸直；同时，提肘带手，经体前上提至胸（图 13-73）。随后，两手继续上提至面前，分掌、外开、上举，两臂成弧形，掌心斜向上；目视前上方（图 13-74）。

动作七：屈肘，两手经面部前回收至胸前，约与肩同高，指尖相对，掌心向下；目视前下方（图 13-75）。然后微屈膝下蹲；同时两掌缓缓下按至肚脐前，目视前下方（图 13-76）。

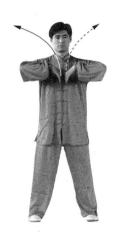

图 13-73

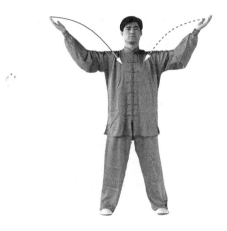

图 13-74

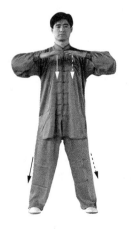

图 13-75

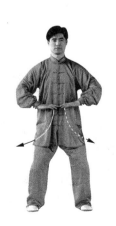

图 13-76

动作八：两掌顺势外开至髋旁约 15 厘米，掌心向外，指尖向下；目视前下方（图 13-77）。从上动两掌下按开始配合口吐"嘻"字音。

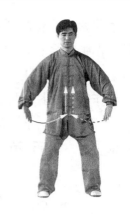

图 13-77

重复五至八动 4 遍。本式共吐"嘻"字音 6 次。

动作要点

1. "嘻"字吐气法："嘻"字音 xī，为牙音，发声吐气时，舌尖轻抵下齿，嘴角略后引并上翘，槽牙上下轻轻咬合，呼气时使气从槽牙边的空隙中经过呼出体外（图 78）。

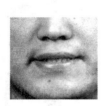
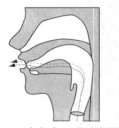

嘻字诀口型示意图

图 13-78

2. 提肘、分掌、向外展开、上举时鼻吸气，两掌从胸前下按、松垂、外开时呼气，口吐"嘻"字音。

易犯错误

接"吹"字诀两臂前摆两掌自然垂落时，直膝起身。

纠正方法

两掌自然垂落时，保持屈膝姿势。

功理与作用

1. 中医认为，"嘻"字诀与少阳三焦之气相应。口吐"嘻"字有疏通少阳经脉、调和全身气机的作用。

2. 通过提手、分掌、外开、上举和内合、下按、松垂、外开，分别可以起到升开与肃降全身气机的作用。二者相反相成，共同达到调和全身气血的功效。

收　势

动作一：接上式（如图 13-77）。两手外旋内翻，转掌心向内（图 13-79），缓缓抱于腹前，虎口交叉相握，轻抚肚脐；同时两膝缓缓伸直；目视前下方，静养片刻（图 13-80、图 13-81）。

　　两掌以肚脐为中心揉腹，顺时针 6 圈，逆时针 6 圈。

动作二：两掌松开，两臂自然垂于体侧；目视前下方（图 13-82）。

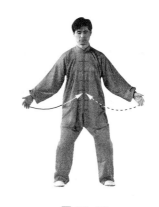

图 13-79

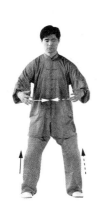

图 13-80

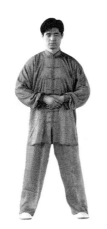

图 13-81

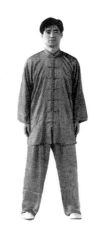

图 13-82

动作要点

形松意静，收气静养。

功理与作用

通过收气静养按揉脐腹，由炼气转为养气，可以达到引气归元的作用，进而使练功者从练功状态恢复到正常状态。

第十四章　健身气功·八段锦

第一节　功法源流

八段锦的"八"字，不是单指段、节和八个动作，而是表示其功法有多种要素，相互制约，相互联系，循环运转。正如明朝高濂在其所著《遵生八笺》中"八段锦导引法"所讲："子后午前做，造化合乾坤。循环次第转，八卦是良因。" ❶ "锦"字，是由"金""帛"组成，以表示其精美华贵。除此之外，"锦"字还可理解为单个导引术式的汇集，如丝锦那样连绵不断，是一套完整的健身方法。

八段锦之名，最早出现在南宋洪迈所著《夷坚志》中："政和七年，李似矩为起居郎……尝以夜半时起坐，嘘吸按摩，行所谓八段锦者。" ❷ 说明八段锦在北宋已流传于世，并有坐势和立势之分。

由于立势八段锦更便于群众习练，流传甚广。"健身气功·八段锦"以立势八段锦为蓝本，进行挖掘整理和编创。因此，本书重点对立势八段锦的源流和有关情况进行分析介绍。

立势八段锦在养生文献上首见于南宋曾慥著《道枢·众妙篇》："仰掌上举以治三焦者也；左肝右肺如射雕焉；东西独托，所以安其脾胃矣；返复而顾，所以理其伤劳矣；大小朝天，所以通其五脏矣；咽津补气，左右挑其手；摆鳝之尾，所以祛心之疾矣；左右手以攀其足，所以治其腰矣。" ❸ 但这一时期的八段锦没有定名，其文字也尚未歌诀化。之后，在南宋陈元靓所编《事林广记·修真秘旨》中才定名为"吕真人安乐法"，其文已歌诀化："昂首仰托顺三焦，左肝右肺如射雕；东脾单托兼西胃，五劳回顾七伤调；鳝鱼摆尾通心气，两手搬脚定于腰；

---

❶ 高濂. 遵生八笺 [M]. 国家图书馆馆藏本。

❷ 洪迈. 夷坚志 [M]. 国家图书馆馆藏本。

❸ 曾慥. 道枢·众妙篇 [M]. 国家图书馆馆藏本。

大小朝天安五脏，漱津咽纳指双挑。"❶ 明清时期，立势八段锦有了很大发展，并得到了广泛传播。清末《新出保身图说·八段锦》首次以"八段锦"为名，并绘有图像，形成了较完整的动作套路。其歌诀为："两手托天理三焦，左右开弓似射雕；调理脾胃须单举，五劳七伤往后瞧；摇头摆尾去心火，背后七颠百病消；攒拳怒目增气力，两手攀足固肾腰。"❷ 从此，传统八段锦动作被固定下来。

八段锦在流传中出现了许多流派。例如，清朝山阴娄杰述八段锦立功，其歌诀为："手把碧天擎，雕弓左右鸣；鼎凭单臂举，剑向半肩横；擒纵如猿捷，威严似虎狞；更同飞燕急，立马告功成。"❸ 另外，还有《易筋经外经图说·外壮练力奇验图》（清·佚名）、《八段锦体操图（12 式)》等。这类八段锦都出于释门，僧人将其作为健身养生的方法和武术基本功来练习。

总的来看，八段锦被分为南北两派。行功时动作柔和，多采用站式动作的，被称为南派，伪托梁世昌所传；动作多马步，以刚为主的，被称为北派，附会为岳飞所传。从文献和动作上考察，不论是南派还是北派，都同出一源。其中附会的传人无文字可考证。

八段锦究竟为何人、何时所创，尚无定论。但从湖南长沙马王堆三号墓出土的《导引图》可以看到，至少有 4 幅图势与八段锦图势中的"调理脾胃须单举""双手攀足固肾腰""左右开弓似射雕""背后七颠百病消"相似❹。另外，从南北朝时期陶弘景所辑录的《养性延命录》中也可以看到类似的动作图势❺。例如，"狼距鸱顾，左右自摇曳"与"五劳七伤往后瞧"动作相似；"顿踵三还"与"背后七颠百病消"动作相似；"左右挽弓势"基本与"左右开弓似射雕"动作相同；"左右单托天势"基本与"调理脾胃须单举"动作相同；"两手前筑势"基本与"攒拳怒目增气力"动作相同。这些都说明，八段锦与《导引图》以及《养性延命录》有一定关系。

新中国成立后，党和政府对民族传统体育项目非常重视。20 世纪 50 年代后期，人民体育出版社先后出版了唐豪、马凤阁等人编著的《八段锦》，后又组织编

---

❶ 陈元靓. 事林广记·修真秘旨[M]. 国家图书馆馆藏本。

❷ 新出保身图说·八段锦 [M]. 国家图书馆馆藏本。

❸ 山阴娄杰. 八段锦坐立功图诀 [M]. 国家图书馆馆藏本。

❹ 新出保身图说. 八段锦 [M]. 国家图书馆馆藏本。

❺ 陶弘景. 养性延命录 [M].

写小组对传统八段锦进行了挖掘整理。由于政府的重视，习练八段锦的群众逐年增多。到20世纪70年代末80年代初，八段锦作为民族传统体育项目开始进入我国大专院校课程。这些都极大地促进了八段锦理论的发展，丰富了八段锦的内涵。

通过对大量文献史料的查阅、考证，有以下基本认识：

1. 传统八段锦流传年代应早于宋代，在明清时期有了较大发展。

2. 传统八段锦创编人尚无定论，可以说八段锦是历代养生家和习练者共同创造的知识财富。

3. 清末以前的八段锦主要是一种以肢体运动为主的导引术。

4. 八段锦无论是南派、北派或是文武不同练法，都同出一源，在流传中相互渗透，逐渐趋向一致。

第二节　功法特点

"健身气功·八段锦"的运动强度和动作的编排次序符合运动学和生理学规律，属于有氧运动，安全可靠。整套功法增加了预备势和收势，使套路更加完整规范。功法动作特点主要体现在以下几个方面。

一、柔和缓慢，圆活连贯

柔和，是指习练时动作不僵不拘，轻松自如，舒展大方。缓慢，是指习练时身体重心平稳，虚实分明，轻飘徐缓。圆活，是指动作路线带有弧形，不起棱角，不直来直往，符合人体各关节自然弯曲的状态。它是以腰脊为轴带动四肢运动，上下相随，节节贯穿。连贯，是要求动作的虚实变化和姿势的转换衔接，无停顿断续之处。既像行云流水连绵不断，又如春蚕吐丝相连无间，使人神清气爽，体态安详，从而达到疏通经络、畅通气血和强身健体的效果。

二、松紧结合，动静相兼

松，是指习练时肌肉、关节以及中枢神经系统、内脏器官的放松。在意识的主动支配下，逐步达到呼吸柔和、心静体松，同时松而不懈，保持正确的姿态，并将这种放松程度不断加深。紧，是指习练中适当用力，且缓慢进行，主要体现在前一动作的结束与下一动作的开始之前。"健身气功·八段锦"中的"双手托天理三焦"的上托、"左右弯弓似射雕"的马步拉弓、"调理脾胃须单举"的上举、"五劳七伤往后瞧"的转头旋臂、"攒拳怒目增气力"的冲拳与抓握、"背后七颠百病消"的脚趾抓地与提肛等，都体现了这一点。紧，在动作中只在一瞬间，而放松须贯穿动作的始终。松紧配合得适度，有助于平衡阴阳、疏通经络、分解粘滞、滑利关节、活血化淤、强筋壮骨、增强体质。

本功法中的动与静主要是指身体动作的外在表现。动，就是在意念的引导下，动作轻灵活泼、节节贯穿、舒适自然。静，是指在动作的节分处做到沉稳，特别是在前面所讲八个动作的缓慢用力之处，在外观上看略有停顿之感，但内劲没有停，肌肉继续用力，保持牵引抻拉。适当的用力和延长作用时间，能够使相应的部位受到一定的强度刺激，有助于提高锻炼效果。

三、神与形合，气寓其中

神，是指人体的精神状态和正常的意识活动，以及在意识支配下的形体表现。"神为形之主，形乃神之宅"。神与形是相互联系、相互促进的整体。本功法每势动作以及动作之间充满了对称与和谐，体现出内实精神、外示安逸、虚实相生、刚柔相济，做到了意动形随、神形兼备。

气寓其中，是指通过精神的修养和形体的锻炼，促进真气在体内的运行，以达到强身健体的功效。习练本功法时，呼吸应顺畅，不可强吸硬呼。

第三节　习练要领

一、松静自然

松静自然，是练功的基本要领，也是最根本的法则。松，是指精神与形体两方面的放松。精神的放松，主要是解除心理和生理上的紧张状态；形体上的放松，是指关节、肌肉及脏腑的放松。放松是由内到外、由浅到深的锻炼过程，使形体、呼吸、意念轻松舒适无紧张之感。静，是指思想和情绪要平稳安宁，排除一切杂念。放松与入静是相辅相成的，入静可以促进放松，而放松又有助于入静，二者缺一不可。

自然，是指形体、呼吸、意念都要顺其自然。具体来说，形体自然，要合于法，一动一势要准确规范；呼吸自然，要莫忘莫助，不能强吸硬呼；意念自然，要"似守非守，绵绵若存"，过于用意会造成气滞血淤，导致精神紧张。需要指出的是，这里的"自然"决不能理解为"听其自然""任其自然"，而是指"道法自然"，需要习练者在练功过程中仔细体会，逐步把握。

二、准确灵活

准确，主要是指练功时的姿势与方法要正确，合乎规格。在学习初始阶段，基本身形的锻炼最为重要。本功法的基本身形，通过功法的预备势进行站桩锻炼即可，站桩的时间和强度可根据不同人群的不同健康状况灵活掌握。在锻炼身形时，要认真体会身体各部位的要求和要领，克服关节肌肉的酸痛等不良反应，为放松入静创造良好条件，为学习掌握动作打好基础。在学习各式动作时，要对动作的路线、方位、角度、虚实、松紧分辨清楚，做到姿势工整，方法准确。

灵活，是指习练时对动作幅度的大小、姿势的高低、用力的大小、习练的数量、意念的运用、呼吸的调整等，都要根据自身情况灵活掌握，特别是对老年人群和体弱者，更要注意。

三、练养相兼

练，是指形体运动、呼吸调整与心理调节有机结合的锻炼过程。养，是通过上述练习，身体出现的轻松舒适、呼吸柔和、意守绵绵的静养状态。习练本功法，在求动作姿势工整、方法准确的同时，要根据自己的身体情况，调整好姿势的高低和用力的大小，对有难度的动作，一时做不好的，可逐步完成。对于呼吸的调节，可在学习动作期间采取自然呼吸，待动作熟练后再结合动作的升降、开合与自己的呼吸频率有意识地进行锻炼，最后达到"不调而自调"的效果。对于意念的把握，在初学阶段重点应放在注意动作的规格和要点上，动作训练后要遵循似守非守，绵绵若存的原则进行练习。

练与养，是相互并存的，不可截然分开，应做到"练中有养""养中有练"。特别要合理安排练习的时间、数量，把握好强度，处理好"意""气""形"三者的关系，从广义上讲，练养相兼与日常生活也有着密切的关系。能做到"饮食有节、起居有常"，保持积极向上的乐观情绪，将有助于提高练功效果，增进身心健康。

四、循序渐进

"健身气功·八段锦"对于初学者来说有一定的学习难度和运动强度。因此，在初学阶段，习练者首先要克服由于练功而给身体带来的不适，如肌肉关节酸痛、动作僵硬；紧张、手脚配合不协调、顾此失彼等。只有经过一段时间和数量的习练，才会做到姿势逐渐工整，方法逐步准确，动作的连贯性与控制能力得到提高，对动作要领的体会不断加深，对动作细节更加注意，等等。

在初学阶段，本功法要求习练者采取自然呼吸方法。待动作熟练后，逐步对呼吸提出要求，习练者可采用练功时常用方法——腹式呼吸。在掌握呼吸方法后，开始注意同动作进行配合。这其中也存在适应和锻炼的过程，不可急于求成。最后，逐渐达到动作、呼吸、意念的有机结合。

由于练功者体质状况及对功法的掌握与习练上存在差异，其练功效果不尽相同。良好的练功效果是在科学练功方法的指导下，随着时间和习练数量的积累而逐步达到的。因此，习练者不要"三天打鱼，两天晒网"，应持之以恒，循序渐进，合理安排好运动量。

第四节 动作说明

一、手型、步型

(一) 基本手型

拳

大拇指抵掐无名指根节内侧，其余四指屈拢收于掌心 (即握固，图14-1)。

掌

掌一：五指微屈，稍分开，掌心微含 (图14-2)。

掌二：拇指与食指竖直分开成八字状，其余三指第一、二指节屈收，掌心微含 (图14-3)。

爪

五指并拢，大拇指第一指节，其余四指第一、二指节屈收扣紧，手腕伸直 (图14-4)。

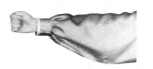

图 14-1

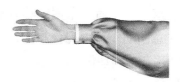

图 14-2

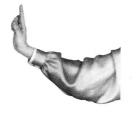

图 14-3

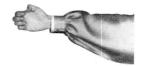

图 14-4

（二）基本步型

马　步

开步站立，两脚间距约为本人脚长的 2 ~ 3 倍，屈膝半蹲，大腿略高于水平（图 14-5）。

二、　动作图解

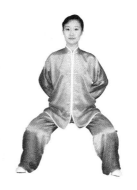

图 14-5

预备势

动作一： 两脚并步站立；两臂自然垂于体侧；身体中正，目视前方（图 14-6）。

动作二： 随着松腰沉髋，身体重心移至右腿；左脚向左侧开步，脚尖朝前，约与肩同宽；目视前方（图 14-7）。

动作三： 两臂内旋，两掌分别向两侧摆起，约与髋同高，掌心向后；目视前方（图 14-8）。

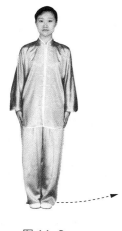

图 14-6

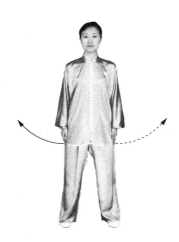

图 14-7

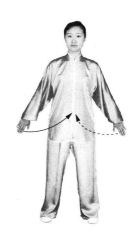

图 14-8

动作四：上动不停。两腿膝关节稍屈；同时，两臂外旋，向前合抱于腹前呈圆弧形，与脐同高，掌心向内，两掌指间距约10厘米；目视前方（图14-9）。

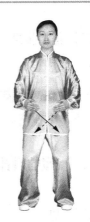

图14-9

动作要点

1. 头向上顶，下颏微收，舌抵上腭，双唇轻闭；沉肩坠肘，腋下虚掩；胸部宽舒，腹部松沉；收髋敛臀，上体中正。

2. 呼吸徐缓，气沉丹田，调息6~9次。

易犯错误

1. 抱球时，大拇指上翘，其余四指斜向地面。

2. 塌腰、跪腿、八字脚。

纠正方法

1. 沉肩，垂肘，指尖相对，大拇指放平。

2. 收髋敛臀，命门穴❶放松；膝关节不超越脚尖，两脚平行站立。

功理与作用

宁静心神，调整呼吸，内安五脏，端正身形，从精神与肢体上做好练功前的准备。

第一式　两手托天理三焦

动作一：接上式。两臂外旋微下落，两掌五指分开在腹前交叉，掌心向上；目视前方（图14-10）。

动作二：上动不停。两腿徐缓挺膝伸直；同时，两掌上托至胸前，随之两臂内旋向上托起，掌心向上；抬头，目视两掌（图14-11）。

动作三：上动不停。两臂继续上托，肘关节伸直；同时，下颏内收，动作略停；目视前方（图14-12）。

动作四：身体重心缓缓下降；两腿膝关节微屈；同时，十指慢慢分开，两臂分别向身体两侧下落，两掌捧于腹前，掌心向上；目视前方（图14-13）。

---

❶ 命门穴：在第十四椎节下间，位于腰部后正中线上，第二腰椎棘突与第三腰椎棘突之间的凹陷处。

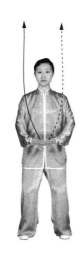

图 14-10

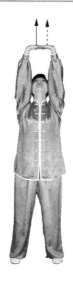

图 14-11

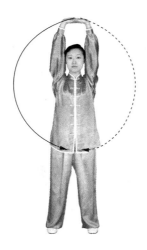

图 14-12

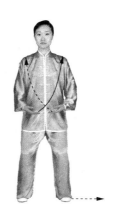

图 14-13

本式托举、下落为1遍，共做6遍。

动作要点

1. 两掌上托要舒胸展体，略有停顿，保持抻拉。

2. 两掌下落，松腰沉髋，沉肩坠肘，松腕舒指，上体中正。

易犯错误

两掌上托时，抬头不够，继续上举时松懈断劲。

纠正方法

两掌上托，舒胸展体缓慢用力，下颏先向上助力，再内收配合两掌上撑，力在掌根。

功理与作用

1. 通过两手交叉上托，缓慢用力，保持抻拉，可使"三焦"❶ 通畅、气血调和。

2. 通过拉长躯干与上肢各关节周围的肌肉、韧带及关节软组织，对防治肩部疾患、预防颈椎病等具有良好的作用。

第二式　左右开弓似射雕

动作一：接上式。身体重心右移；左脚向左侧开步站立，两腿膝关节自然伸直；同时，两掌向上交叉于胸前，左掌在外，两掌心向内；目视前方（图14-14）。

动作二：上动不停。两腿徐缓屈膝半蹲成马步；同时，右掌屈指成"爪"，向右拉至肩前；左掌成八字掌，左臂内旋，向左侧推出，与肩同高，坐腕，掌心向左，犹如拉弓射箭之势；动作略停；目视左掌方向（图14-15）。

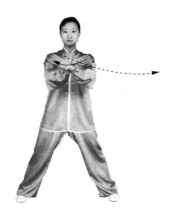

图 14-14

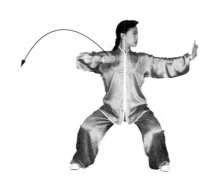

图 14-15

❶ 三焦：为六腑之一，主要功能为疏通水道与主持气化。其位置是在胸腹之间，胸膈以上为上焦，脐以上为中焦，脐以下为下焦。

动作三：身体重心右移；同时，右手五指伸开成掌，向上、向右划弧，与肩同高，指尖朝上，掌心斜向前；左手指伸开成掌，掌心斜向后；目视右掌（图14-16）。

动作四：上动不停。重心继续右移；左脚回收成并步站立；同时，两掌分别由两侧下落，捧于腹前，指尖相对，掌心向上；目视前方（图14-17）。

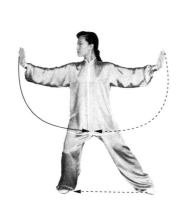

图 14-16

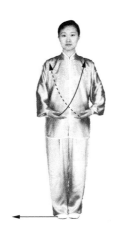

图 14-17

动作五至动作八：同动作一至动作四，唯左右相反（图14-18—图14-21）。本式一左一右为1遍，共做3遍。

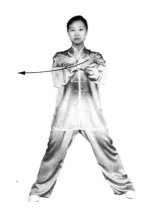

图 14-18

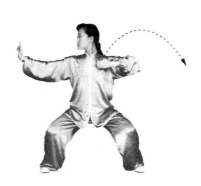

图 14-19

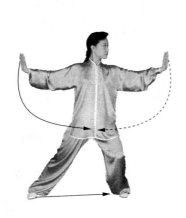

图 14-20

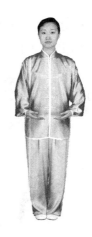

图 14-21

第 3 遍最后一动时，身体重心继续左移；右脚回收成开步站立，与肩同宽，膝关节微屈；同时，两掌分别由两侧下落，捧于腹前，指尖相对，掌心向上；目视前方（图 14-22）。

动作要点

1. 侧拉之手五指要并拢屈紧，肩臂放平。

2. 八字掌侧撑需沉肩坠肘，屈腕，竖指，掌心涵空。

3. 年老或体弱者可自行调整马步的高度。

易犯错误

端肩，弓腰，八字脚。

纠正方法

沉肩坠肘，上体直立，两脚跟外撑。

功理与作用

1. 展肩扩胸，可刺激督脉❶ 和背部俞穴❷；同时刺激手三阴三阳经等，可调节手太阴肺经等经脉之气。

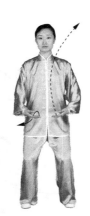

图 14-22

---

❶ 督脉：奇经八脉之一。起于胞中，下出会阴，经尾闾，沿脊柱上行，至项后风池穴进入脑内，沿头部正中线经头顶、前额、鼻至龈交穴止。

❷ 俞穴：即穴位，为各条经脉气血聚会出入、流注的处所。每条经脉的穴位多寡各不相同。俞穴与经络脏腑有密切的关系，当脏腑机能变化时，可通过经脉到俞穴而反映于体表、四肢；同样，外部刺激因素也可通过俞穴、经脉而影响脏腑的功能。

2. 可有效发展下肢肌肉力量，提高平衡和协调能力；同时，增加前臂和手部肌肉的力量，提高手腕关节及指关节的灵活性。

3. 有利于矫正不良姿势，如驼背及肩内收，很好地预防肩、颈疾病等。

第三式 调理脾胃须单举

动作一： 接上式。两腿徐缓挺膝伸直；同时，左掌上托，左臂外旋上穿经面前，随之臂内旋上举至头左上方，肘关节微屈，力达掌根，掌心向上，掌指向右；同时，右掌微上托，随之臂内旋下按至右髋旁，肘关节微屈，力达掌根，掌心向下，掌指向前，动作略停；目视前方（图14-23）。

动作二： 松腰沉髋，身体重心缓缓下降；两腿膝关节微屈；同时，左臂屈肘外旋，左掌经面前下落于腹前，掌心向上；右臂外旋，右掌向上捧于腹前，两掌指尖相对，相距约10厘米，掌心向上；目视前方（图14-24）。

动作三、四： 同动作一、二，唯左右相反（图14-25、图14-26）。

本式一左一右为1遍，共做3遍。

第3遍最后一动时，两腿膝关节微屈；同时，右臂屈肘，右掌下按于右髋旁，掌心向下，掌指向前；目视前方（图14-27）。

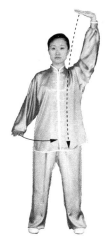
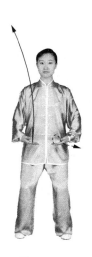
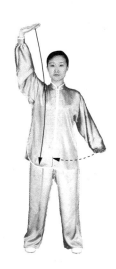

图14-23　　　　　　图14-24　　　　　　图14-25

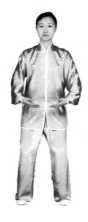

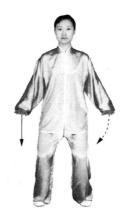

图 14-26   图 14-27

动作要点

力在掌根，上撑下按，舒胸展体，拔长腰脊。

易犯错误

掌指方向不正，肘关节没有弯曲度，上体不够舒展。

纠正方法

两掌放平，力在掌根，肘关节稍屈，对拉拔长。

功理与作用

1. 通过左右上肢一松一紧的上下对拉（静力牵张），可以牵拉腹腔，对脾胃中焦肝胆起到按摩作用；同时可以刺激位于腹、胸胁部的相关经络以及背部俞穴等，达到调理脾胃（肝胆）和脏腑经络的作用。

2. 可使脊柱内各椎骨间的小关节及小肌肉得到锻炼，从而增强脊柱的灵活性与稳定性，有利于预防和治疗肩、颈疾病等。

第四式　五劳七伤往后瞧

动作一：接上式。两腿徐缓挺膝伸直；同时，两臂伸直，掌心向后，指尖向下，目视前方（图 14-28）。然后上动不停。两臂充分外旋，掌心向外；头向左后转，动作略停；目视左斜后方（图 14-29）。

动作二：松腰沉髋，身体重心缓缓下降；两腿膝关节微屈；同时，两臂内旋按于髋旁，掌心向下，指尖向前；目视前方（图 14-30）。

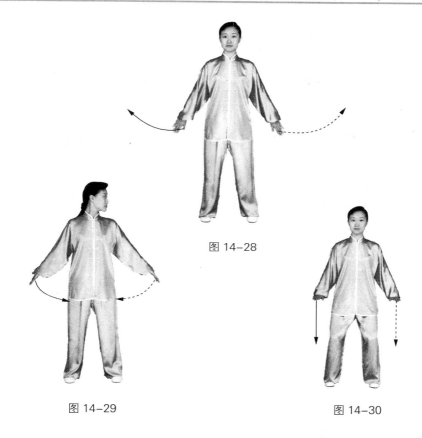

图 14-28

图 14-29

图 14-30

动作三：同动作一，唯左右相反（图 14-31、图 14-32）。

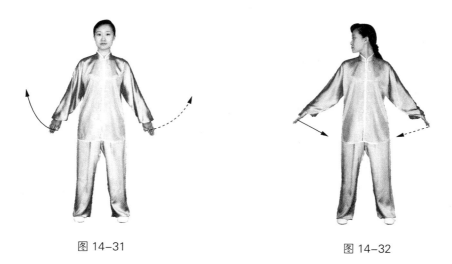

图 14-31

图 14-32

动作四：同动作二（图 14-33）。

本式一左一右为 1 遍，共做 3 遍。

第 3 遍最后一动时，两腿膝关节微屈；同时，两掌捧于腹前，指尖相对，掌心向上；目视前方（图 14-34）。

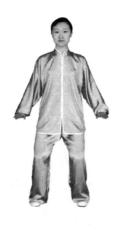

图 14-33

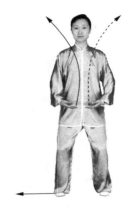

图 14-34

动作要点

1. 头向上顶，肩向下沉。

2. 转头不转体，旋臂，两肩后张。

易犯错误

上体后仰，转头与旋臂不充分或转头速度过快。

纠正方法

下颌内收，转头与旋臂幅度宜大，速度均匀。

功理与作用

1. "五劳"指心、肝、脾、肺、肾五脏劳损；"七伤"指喜、怒、悲、忧、恐、惊、思七情伤害。本式动作通过上肢伸直外旋扭转的静力牵张作用，可以扩张牵拉胸腔、腹腔内的脏腑。

2. 本式动作中往后瞧的转头动作，可刺激颈部大椎穴❶，达到防治"五劳七伤"的目的。

---

❶ 大椎穴：位于背上部，第一胸椎棘突之上与第七颈椎棘突之间的凹陷处。

3. 可增加颈部及肩关节周围参与运动肌群的收缩力，增加颈部运动幅度，活动眼肌，预防眼肌疲劳以及肩、颈与背部等疾患。同时，改善颈部及脑部血液循环，有助于解除中枢神经系统疲劳。

第五式　摇头摆尾去心火

动作一：接上式。身体重心左移；右脚向右开步站立，两腿膝关节自然伸直；同时，两掌上托与胸同高时，两臂内旋，两掌继续上托至头上方，肘关节微屈，掌心向上，指尖相对；目视前方（图14-35）。

动作二：上动不停。两腿徐缓屈膝半蹲成马步；同时，两臂向两侧下落，两掌扶于膝关节上方，肘关节微屈，小指侧向前；目视前方（图14-36）。

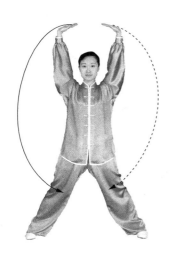

图 14-35

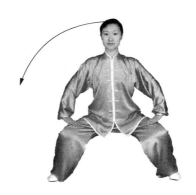

图 14-36

动作三：身体重心向上稍升起，而后右移；上体先向右倾，随之俯身；目视右脚（图14-37）。

动作四：上动不停。身体重心左移；同时，上体由右向前、向左旋转；目视右脚（图14-38）。

动作五：身体重心右移，成马步；同时，头向后摇，上体立起，随之下颏微收；目视前方（图14-39）。

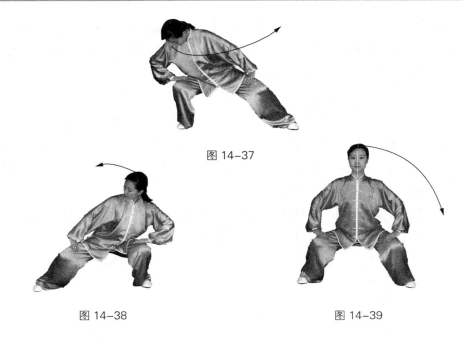

图 14-37

图 14-38   图 14-39

动作六至动作八：同动作三至动作五，唯左右相反（图 14-40—图 14-42）。
本式一左一右为 1 遍，共做 3 遍。

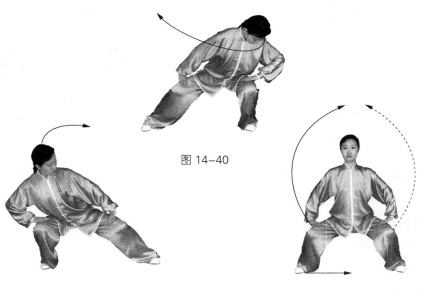

图 14-40

图 14-41   图 14-42

做完 3 遍后，身体重心左移，右脚回收成开步站立，与肩同宽；同时，两掌向外经两侧上举，掌心相对；目视前方（图 14-43）。随后松腰沉髋，身体重心缓缓下降。两腿膝关节微屈；同时屈肘，两掌经面前下按至腹前，掌心向下，指尖相对；目视前方（图 14-44）。

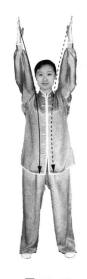

图 14-43

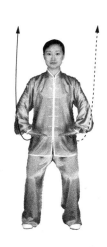

图 14-44

动作要点

1. 马步下蹲要收髋敛臀，上体中正。

2. 摇转时，颈部与尾闾❶ 对拉伸长，好似两个轴在相对运转，速度应柔和缓慢，动作圆活连贯。

3. 年老或体弱者要注意动作幅度，不可强求。

易犯错误

1. 摇转时颈部僵直，尾闾摇动不圆活，幅度太小。

2. 前倾过大，使整个上身随之摆动。

纠正方法

1. 上体侧倾与向下俯身时，下颏不要有意内收或上仰，颈椎部肌肉尽量放松伸长。

---

❶ 尾闾：在尾骶骨末节。

2. 加大尾闾摆动幅度，应上体左倾尾闾右摆，上体前俯尾闾向后划圆，头不低于水平，使尾闾与颈部对拉拔长，加大旋转幅度。

功理与作用

1. 心火，即心热火旺的病症，属阳热内盛的病机。通过两腿下蹲，摆动尾闾，可刺激脊柱、督脉等；通过摇头，可刺激大椎穴，从而达到疏经泄热的作用，有助于去除心火。

2. 在摇头摆尾过程中，脊柱腰段、颈段大幅度侧屈、环转及回旋，可使整个脊柱的头颈段、腰腹及臀、股部肌群参与收缩，既增加了颈、腰、髋的关节灵活性，也增强了这些部位的肌力。

第六式　两手攀足固肾腰

动作一：接上式。两腿挺膝伸直站立；同时，两掌指尖向前，两臂向前、向上举起，肘关节伸直，掌心向前；目视前方（图14-45）。

动作二：两臂外旋至掌心相对，屈肘，两掌下按于胸前，掌心向下，指尖相对；目视前方（图14-46）。

动作三：上动不停。两臂外旋，两掌心向上，随之两掌掌指顺腋下向后插；目视前方（图14-47）。

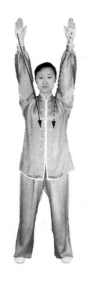
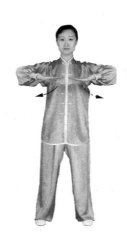
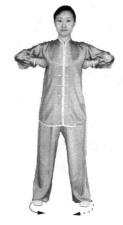

图14-45　　　　　　　图14-46　　　　　　　图14-47

动作四：两掌心向内沿脊柱两侧向下摩运至臀部；随之上体前俯，两掌继续沿腿后向下摩运，经脚两侧置于脚面；抬头，动作略停；目视前下方（图14-48）。

动作五：两掌沿地面前伸，随之用手臂带动上体起立，两臂伸直上举，掌心向前；目视前方（图14-49）。

本式一上一下为1遍，共做6遍。

做完6遍后，松腰沉髋，重心缓缓下降；两腿膝关节微屈；同时，两掌向前下按至腹前，掌心向下，指尖向前；目视前方（图14-50）。

动作要点

1. 反穿摩运要适当用力，至足背时松腰沉肩，两膝挺直，向上起身时手臂主动上举，带动上体立起。

2. 年老或体弱者可根据身体状况自行调整动作幅度，不可强求。

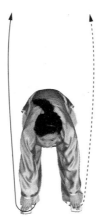

图14-48

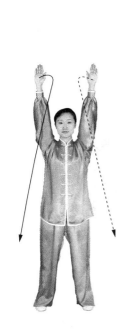

图14-49

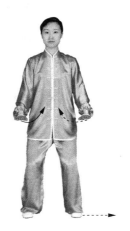

图14-50

易犯错误

1. 两手向下摩运时低头，膝关节弯曲。

2. 向上起身时，起身在前，举臂在后。

纠正方法

1. 两手向下摩运要抬头，膝关节伸直。

2. 向上起身时要以臂带身。

功理与作用

1. 通过前屈后伸可刺激脊柱、督脉以及命门、阳关❶、委中❷ 等穴，有助于防治生殖泌尿系统方面的慢性病，达到固肾壮腰的作用。

2. 通过脊柱大幅度前屈后伸，可有效发展躯干前、后伸屈脊柱肌群的力量与伸展性，同时对腰部的肾、肾上腺、输尿管等器官有良好的牵拉、按摩作用，可以改善其功能，刺激其活动。

第七式　攒拳怒目增气力

接上式。身体重心右移，左脚向左开步；两腿徐缓屈膝半蹲成马步；同时，两掌握固，抱于腰侧，拳眼朝上；目视前方（图 14–51）。

动作一：左拳缓慢用力向前冲出，与肩同高，拳眼朝上；瞪目，视左拳冲出方向（图 14–52）。

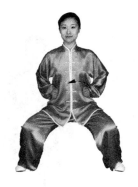 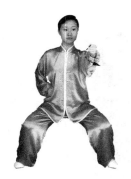

图 14–51　　　　　　　　　　　　图 14–52

---

❶ 阳关：在第十六椎节下间，位于腰部后中正线上，第四与第五腰椎棘突之间的凹陷处。

❷ 委中：在膝关节部后面，横纹之中点处。

动作二：左臂内旋，左拳变掌，虎口朝下；目视左掌（图 14-53）。左臂外旋，肘关节微屈；同时，左掌向左缠绕，变掌心向上后握固；目视左拳（图 14-54）。

动作三：屈肘，回收左拳至腰侧，拳眼朝上；目视前方（图 14-55）。

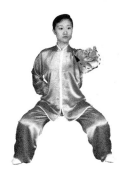
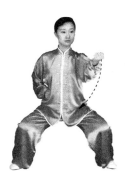
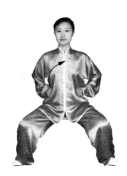

图 14-53　　　　　　　　　　图 14-54　　　　　　　　　　图 14-55

动作四至动作六：同动作一至动作三，唯左右相反（图 14-56—图 14-59）。

本式一左一右为 1 遍，共做 3 遍。

做完 3 遍后，身体重心右移，左脚回收成并步站立；同时，两拳变掌，自然垂于体侧；目视前方（图 14-60）。

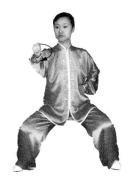
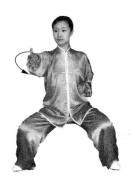
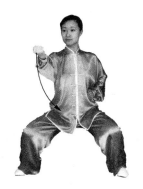

图 14-56　　　　　　　　　　图 14-57　　　　　　　　　　图 14-58

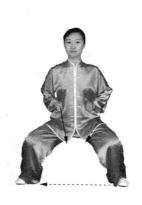

图 14-59

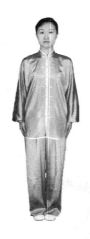

图 14-60

动作要点

1. 马步的高低可根据自己的腿部力量灵活掌握。

2. 冲拳时要怒目瞪眼，注视冲出之拳，同时脚趾抓地，拧腰顺肩，力达拳面；拳回收时要旋腕，五指用力抓握。

易犯错误

1. 冲拳时上体前俯，端肩，掀肘。

2. 拳回收时旋腕不明显，抓握无力。

纠正方法

1. 冲拳时头向上顶，上体立直，肩部松沉，肘关节微屈，前臂贴肋前送，力达拳面。

2. 拳回收时，先五指伸直充分旋腕，再屈指用力抓握。

功理与作用

1. 中医认为，"肝主筋，开窍于目"。本式中的"怒目瞪眼"可刺激肝经，使肝血充盈，肝气疏泻，有强健筋骨的作用。

2. 两腿下蹲十趾抓地、双手攒拳、旋腕、手指逐节强力抓握等动作，可刺激手、足三阴三阳十二经脉的俞穴和督脉等；同时，使全身肌肉、筋脉受到静力牵张刺激，长期锻炼可使全身筋肉结实，气力增加。

第八式　背后七颠百病消

动作一：接上式。两脚跟提起；头上顶，动作略停；目视前方（图 14-61）。

动作二：两脚跟下落，轻震地面；目视前方（图 14-62）。

本式一起一落为 1 遍，共做 7 遍。

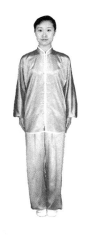

图 14-61

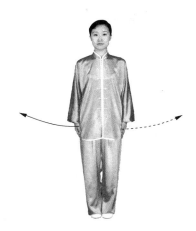

图 14-62

动作要点

1. 上提时脚趾要抓地，脚跟尽力抬起，两腿并拢，百会穴❶ 上顶，略有停顿，要掌握好平衡。

2. 脚跟下落时，咬牙，轻震地面，动作不要过急。

3. 沉肩舒臂，周身放松。

易犯错误

上提时，端肩，身体重心不稳。

纠正方法

五趾抓住地面，两腿并拢，提肛收腹，肩向下沉，百会穴上顶。

功理与作用

1. 脚趾为足三阴、足三阳经交会之处，脚十趾抓地，可刺激足部有关经脉，

---

❶ 百会穴：在前顶后一寸五分，顶中央旋毛中。简易取穴法：两耳尖连线与头部正中线之交点处。

调节相应脏腑的功能；同时，颠足可刺激脊柱与督脉，使全身脏腑经络气血通畅，阴阳平衡。

2. 颠足而立可发展小腿后部肌群力量，拉长足底肌肉、韧带，提高人体的平衡能力。

3. 落地震动可轻度刺激下肢及脊柱各关节内外结构，并使全身肌肉得到放松复位，有助于解除肌肉紧张。

收　势

动作一：接上式。两臂内旋，向两侧摆起，与髋同高，掌心向后；目视前方（图 14-63）。

动作二：两臂屈肘，两掌相叠置于丹田处（男性左手在内，女性右手在内）；目视前方（图 14-64）。

动作三：两臂自然下落，两掌轻贴于腿外侧；目视前方（图 14-65）。

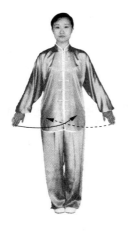 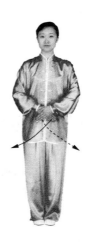 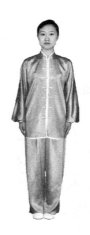

图 14-63　　　　　图 14-64　　　　　图 14-65

动作要点
体态安详，周身放松，呼吸自然，气沉丹田。

易犯错误
收功随意，动作结束后或心浮气躁，或急于走动。

纠正方法

收功时要心平气和，举止稳重。收功后可适当做一些整理活动，如搓手浴面和肢体放松等。

功理与作用

气息归元，放松肢体肌肉，愉悦心情，进一步巩固练功效果，逐渐恢复到练功前安静时的状态。